Kurs Allgemeine Pathologie

Jessica Claus · Carsten Fechner · Annette Zimpfer ·
Andreas Erbersdobler

Kurs Allgemeine Pathologie

Mit AMBOSS-Verknüpfung

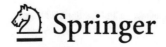 Springer

Jessica Claus
Institut für Pathologie
Rostock, Deutschland

Carsten Fechner
Institut für Pathologie
Rostock, Deutschland

Annette Zimpfer
Institut für Pathologie
Rostock, Deutschland

Andreas Erbersdobler
Institut für Pathologie
Rostock, Deutschland

ISBN 978-3-662-59355-4   ISBN 978-3-662-59356-1   (eBook)
https://doi.org/10.1007/978-3-662-59356-1

Die Deutsche Nationalbibliothek verzeichnet diese Publikation in der Deutschen Nationalbibliografie; detaillierte bibliografische Daten sind im Internet über http://dnb.d-nb.de abrufbar.

Vorwort

Das vorliegende Skript für den Kurs der Allgemeinen Pathologie des Instituts für Pathologie, Universitätsmedizin Rostock, ist ursprünglich in einer Kooperation zwischen Jessica Claus und Carsten Fechner entstanden. Dieses wurde mit Unterstützung durch Frau Dr. Zimpfer und Frau Dr. Zonnur neu konzipiert und erweitert.

Es werden alle im Kurs behandelten histopathologischen Präparate in thematischen Blöcken stichpunktartig bezüglich der Makroskopie, Histologie, Ätiologie und Pathogenese dargestellt. Die Krankheitsbilder werden dabei kurz mit klinischen Bezügen verknüpft. Zur Vertiefung der Kursinhalte und Nachschlagen der einzelnen abgehandelten Aspekte, bitten wir Sie in unserem Literaturverzeichnis nachzulesen.

Gleichzeitig enthält das Unterrichtsskript für einzelne prüfungsrelevante Themen nach IMPP (Institut für medizinische und pharmazeutische Prüfungsfragen) einen Barcode, der Sie zum entsprechenden Lernkapitel der Lernplattform AMBOSS weiterleitet. Bitte installieren Sie vor der Nutzung des Skriptes die Amboss App und eine geeignete QR-Code-Reader-App aus dem AppStore oder Google Playstore (teilweise bereits auf dem Smartphone unter Kamera vorinstalliert)

AMBOSS ist ein kostenpflichtiges Programm für Medizinstudenten und Ärzte. Bitte informieren Sie sich bei Ihrer Universität, ob diese kostenlose Nutzerlizenzen anbietet.

Wir wünschen allen Studierenden einen angenehmen und erfolgreichen Pathologiekurs.
Wir bitten um Rückmeldung bei fehlerhaften Aussagen (Email: springer.pathologie@gmail.com) und freuen uns über Ihre Anregungen oder Korrekturvorschläge zum Skript.

Wir garantieren keinen Anspruch auf Vollständigkeit und übernehmen keinerlei Haftungsansprüche.

Zur Vorbereitung auf den Pathologieunterricht empfehlen wir die Wiederholung der Histologie und die Nutzung eines einschlägigen Histologielehrbuches oder eines Skriptes Ihrer Universität.

Jessica Claus
Carsten Fechner
Prof. Dr. Andreas Erbersdobler
Dr. Annette Zimpfer

Danksagung

Wir bedanken uns recht herzlich bei Frau Höffer, die für die Revision des Bildmaterials geeignete histologische Kurspräparate zur Verfügung stellte. Des Weiteren möchten wir Frau Kölbel für Unterstützung bei den zytologischen Präparaten und Frau Grodno und Ihrem Team für die Erstellung der Schnitte danken.

Unser Team

Jessica Claus
Studentin der Humanmedizin
Universitätsmedizin Rostock

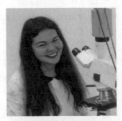

Joyce Ou, MD, PhD
Associate Professor of Pathology and
Laboratory Medicine
Warren Alpert Medical School of
Brown University

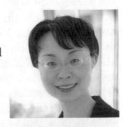

Prof. Dr. med. Andreas Erbersdobler
Professor für Pathologie
Institutsdirektor der Pathologie
Univeritätsmedizin Rostock

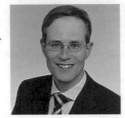

Prof. Dr. med. Friedrich Prall
Professor für Pathologie
Institut für Pathologie
Universitätsmedizin Rostock

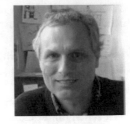

Carsten Fechner
Student der Humanmedizin
Universitätsmedizin Rostock

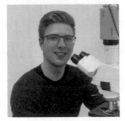

Prof. Dr. Oliver Schmitt
Professor für Anatomie
Institut für Anatomie
Universitätsmedizin Rostock AöR

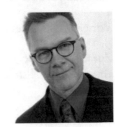

L. Corey Hanley
Assistant Professor of Pathology and
Laboratory Medicine,
Warren Alpert Medical School of
Brown University

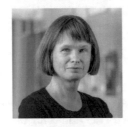

PD Dr. med. habil.
Annette Zimpfer, FIAC
Oberärztin
Institut für Pathologie
Universitätsmedizin Rostock

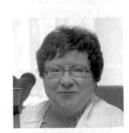

Dr. med. Annette Obliers
Oberärztin
Institut für Pathologie
Universitätsmedizin Rostock

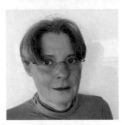

Dr. med. Sarah Zonnur
Fachärztin für Pathologie
Institut für Pathologie
Universitätsmedizin Rostock

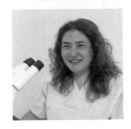

Inhaltsverzeichnis

Allgemeine Histologie ausgewählter Organe

Präparat: **Haut**
Färbung: *Hämatoxylin - Eosin*

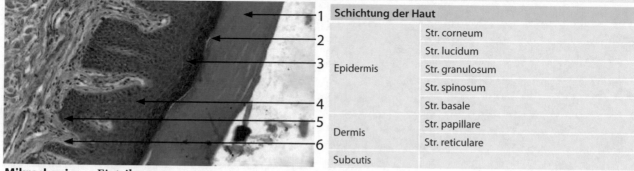

Schichtung der Haut		
Epidermis	Str. corneum	
	Str. lucidum	
	Str. granulosum	
	Str. spinosum	
	Str. basale	
Dermis	Str. papillare	
	Str. reticulare	
Subcutis		

Mikroskopie:

Einteilung:

- Integumentum commune (Hautdecke): Cutis + Subcutis
- Cutis: Epidermis + Dermis

Epidermis:

- Stratum corneum[1] besteht aus avitalen Korneozyten ohne Nucleus
- Stratum lucidum[2] als eosinophile Schicht mit verflüssigten Keratohyalingranula nur an der Leistenhaut
- Stratum granulosum[3] mit Keratohyalingranula und Zellumwandlung in abgeflachte Korneozyten
- Stratum spinosum[4] mit polygonalen Zellen und Beginn der Keratinisierung
- Stratum basale[5] beinhaltet die Iso- bis hochprismatischen Stammzellen
- spezielle Zellen der Epidermis: Langerhans-Zellen, Melanozyten

Dermis:

- Stratum papillare[6] mit lockerem Bindegewebe, Meissner-Tastkörperchen, Nervenenden, Kapillarschlingen und Zellen des Immunsystems
- Stratum reticulare mit straffem Bindegewebe, Haarfollikel, Ruffini-Körperchen, Drüsen, Blut- und Lymphgefäßen

Subcutis:

- Fett, lockeres Bindegewebe, Nerven, Blutgefäße, Vater-Pacini-Tastkörperchen

Präparat: **Aorta**   **Arteria temporalis**
Färbung: *Hämatoxylin - Eosin*

Mikroskopie:

Tunica intima: flaches Endothel[1] → Lamina basalis → Stratum subendotheliale (Proteoglykane, Bindegewebe) → Membrana elastica interna[2] (elastische Fasern)

Tunica media: glatte Muskulatur[3] → Membrana elastica externa[4] (elastische Fasern)

Tunica externa: Adventitia[5] mit Bindegewebe (Fibroblasten, Proteoglykane, elastische Fasern[6], Kollagenfasern, Vasa vasorum)

© Springer-Verlag GmbH Deutschland, ein Teil von Springer Nature 2019
J. Claus et al., *Kurs Allgemeine Pathologie*, https://doi.org/10.1007/978-3-662-59356-1_1

Allgemeine Histologie ausgewählter Organe

Präparat: **Herz**
Färbung: *Hämatoxylin - Eosin*

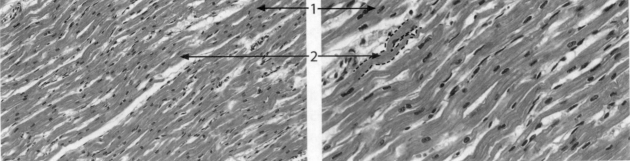

Mikroskopie:	**Epikard:**	Lamina viszeralis des Pericardiums mit Tunica serosa (einschichtiges flaches Mesothel, Lamina propria aus Bindegewebe) und Tela subserosa (Fett)
	Myokard:	Kardiomyozyten[1] mit quergestreifte Myofibrillen im Sarkoplasma bilden über Glanzstreifen (Disci intercalares: Adhäsionskontakt + Desmosom + Gap junction) eine multizelluläre Funktionseinheit. Sie sind an Y-förmigen Verzweigung[2] erkennbar. Sie sind von Endomysium mit Mikrogefäßen umgeben. Zellkerne sind von einem myofibrillenfreien Areal umgeben (Sarkoplasmahof mit Glykogen, Fett, evtl. Lipofuszin)
	Endokard:	Lamina epithelialis (einschichtiges Endothel), Lamina propria (Stratum subendotheliale aus Kollagen, Stratum myoelasticum aus glatter Muskulatur und elast. Fasern)

Präparat: **Lunge**
Färbung: *Hämatoxylin - Eosin*

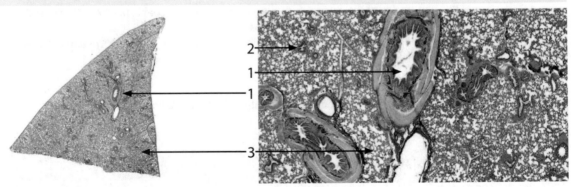

Mikroskopie: **Bronchialbaum:**

Trachea → Bronchi principales → Bronchi lobares → Bronchi segmentales → Bronchi[1] subsegmentales → Bronchioli[2] lobulares → Bronchioli terminales (Ende der konduktiven Luftwege) → Bronchioli respiratorii → Ductuli alveolares → Sacculi alveolares[3] (über Kohn'sche Poren miteinander verbunden)

Schichten der Bronchi:
Tunica mucosa (respiratorisches Epithel) → Lamina propria (seromuköse Drüsen + Bindegewebe, elastische Fasern) → Tunica fibromusculocartilaginea (glatte Muskulatur, Knorpelspangen) → Tunica adventitia

Schichten der Bronchioli:
Tunica mucosa (respiratorisches Epithel, Keulenzellen bilden Surfactant und Opsonine) → Lamina propria (Bindegewebe, elastische Fasern, keine Drüsen) → Tunica adventitia, besitzen keine Knorpelspangen

Respiratorisches Epithel[3]:
hochprismatische Flimmerepithelien mit Zilienbesatz, Becherzellen, Keulenzellen, Basalzellen (nähe Basalmembran) auch wenige Zellen des diffusen neuroendokrinen Systems (APUD = amine precursor uptake and decarboxylase System)

Alveolarepithelzellen: Pneumozyten Typ I (Deckzellen, Blut-Luft-Schranke von 0,6 μm), Pneumozyten Typ II (Surfactant, Stammzelle für Typ I), Alveolarmakrophagen (Monozyten-Phagozyten-System)

Präparat: **Lymphknoten**
Färbung: *Hämatoxylin - Eosin*

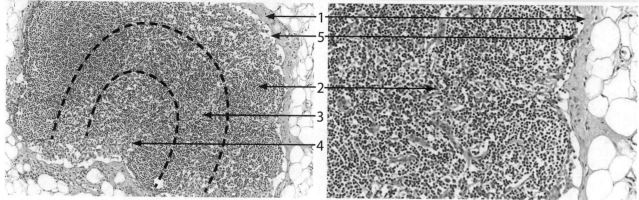

Mikroskopie:

Kapsel[1]: Bindegewebige Kapsel mit konvexer Seite (Vasa afferentia) und konkaver Seite mit Hilus (Vas efferens + Gefäßen)

Cortex[2] (B-Zell-Zone): Unterscheidung in Primärfollikel (hatte keinen Antigenkontakt) und Sekundärfollikel (hatte Antigenkontakt) mit Keimzentrum, welches Zentrozyten, Zentroblasten, flollikulär-dendritische Zellen, Makrophagen und T-Helfer-Zellen beinhaltet

Paracortex[3] (T-Zell-Zone): zwischen Cortex und Medulla mit T-Lymphozyten, hochendothelialen Venolen (HEV) und interdigitierenden dendritischen Zellen

Medulla[4]: Hilusnahe Stränge aus fibroblastischen Reticulumzellen mit Plasmazellen und Makrophagen

Lymphfluss: Vasa afferentia → Randsinus[5] (Marginalsinus) → Intermediärsinus → Marksinus (Sinusendothelzellen)→ Vas efferens

Präparat: **Ösophagus**
Färbung: *Hämatoxylin - Eosin*

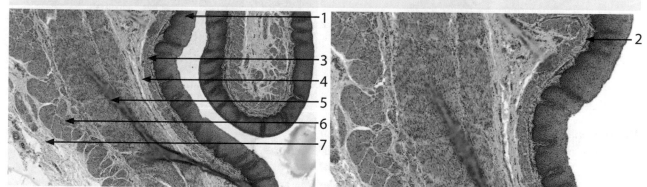

Mikroskopie: **Schichtung eines gastrointestinalen Hohlorganes**

- **Tunica mucosa:** Lamina epithelialis mucosae[1] (**unverhorntes Plattenepithel**) → Lamina propria mucosae[2] → Lamina muscularis mucosae[3]

- **Tela submucosa[4]:** lockeres Bindegewebe, Lymph- und Blutgefäße, Plexus submucosus Meissner, muköse Glandulae oesophageae

- **Tunica muscularis:** glatte Muskulatur und Innervation gegliedert in Stratum circulare[5] →
→ Plexus myentericus → Stratum longitudinale[6]
kraniales Drittel: quergestreifte Muskulatur, kaudaler Teil: glatte Muskulatur

- **Tunica adventitia[7] /serosa:** bindegewebige Adventitia am Pars cervicalis und thoracica, Peritoneum viszerale aus einschichtigem Mesothel und Lamina propria serosae im Pars abdominalis

Allgemeine Histologie ausgewählter Organe

Präparat: **Magen**
Färbung: *Hämatoxylin - Eosin*

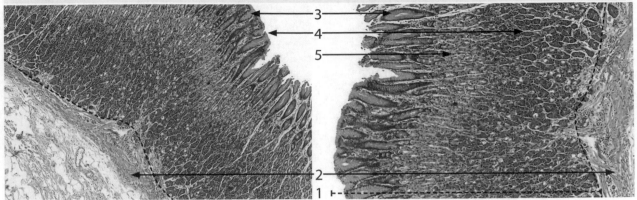

Mikroskopie: Schichtung eines gastrointestinalen Hohlorganes

- Tunica mucosa[1]: **Foveolae gastricae**[3] mit **Hauptzellen**[4] (Pepsinogen, Magenlipase), **Nebenzellen**[3] (Mucin), **Parietalzellen**[5] (Salzsäure, Intrinisc-Faktor für Vit. B-12 Resorption) und **enteroendokrine Zellen**

- Tela submucosa[2]: Lockeres Bindegewebe, Lymph- und Blutgefäße, Plexus submucosus Meissner
- Tunica muscularis: Glatte Muskulatur und Innervation gegliedert in Fibrae obliquae, Stratum circulare, Plexus myentericus, Stratum longitudinale
- Tunica serosa: Peritoneum viszerale aus einschichtigesm Mesothel + Lamina propria serosae

Präparat: **Appendix vermiformis**
Färbung: *Hämatoxylin - Eosin*

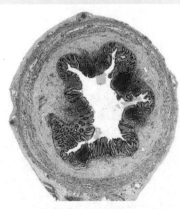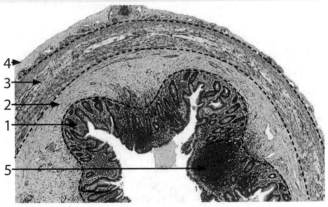

Mikroskopie: Schichtung eines gastrointestinalen Hohlorganes

- Tunica mucosa[1]: Lamina epithelialis mucosae, Lamina propria mucosae, Lamina muscularis mucosae
- Tunica submucosa[2]: lockeres Bindegewebe, Lymph- und Blutgefäße, Plexus submucosus Meissner
- Tunica muscularis[3]: glatte Muskulatur und Innervation gegliedert in Stratum circulare, Plexus myentericus, Stratum longitudinale
- Tunica serosa[4]: Peritoneum viszerale aus einschichtigem Mesothel und Lamina propria serosae

- Lymphfollikel[5]: in der Lamina propria mucosae und Submukosa sich in das Lumen vorwölbende **Lymphfollikel**, darüber **Follikel-assoziiertes Epithel** (FAE) des Darmes, über **Gipfeln der Lymphfollikel fehlen Krypten, Domepithel mit M-Zellen**

Teil des Darm-assoziierten lymphatischen Gewebes (GALT: gut associated lymphatic tissue) und damit auch des Mukosa-assoziierten lymphatischen Gewebes (MALT: mucosa associated lymphatic tissue)

Allgemeine Histologie ausgewählter Organe

Präparat: **Colon**
Färbung: *Hämatoxylin - Eosin*

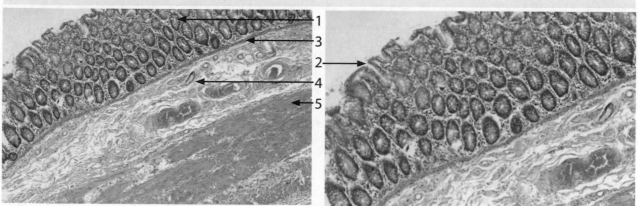

Mikroskopie: Schichtung eines gastrointestinalen Hohlorganes

- **Tunica mucosa:** Lamina epithelialis mucosae[1] mit vielen **Becherzellen (Goblet cells) und nur Krypten**[2] → Lamina propria mucosae → Lamina muscularis mucosae[3]
- **Tunica submucosa**[4]**:** lockeres Bindegewebe, Lymph- und Blutgefäße, Plexus submucosus Meissner
- **Tunica muscularis**[5]**:** gleichmäßiges Stratum circulare → Stratum longitudinale: an einigen Stellen zu Bündeln verstärkt (**Taenien**), zwischen Taenien nur gering ausgebildetes Stratum longitudinale, Taenien verstärken Darmperistaltik
- **Tunica adventitia:** sekundär retroperitoneale (Colon ascendens, descendens) Anteile besitzen eine Adventitia, intraperitoneal (Caecum, Colon transversum, sigmoideum) gelegene Abschnitte einen Überzug aus Serosa

Präparat: **Leber**
Färbung: *Hämatoxylin - Eosin*

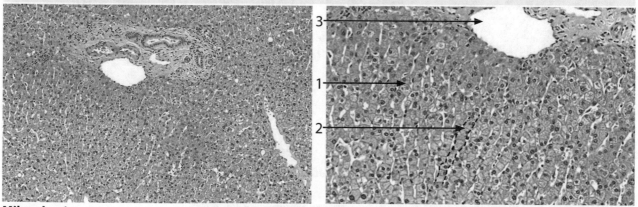

Mikroskopie: Leberepithel: Polar ausgerichtete Hepatozyten[1] (Blutpol, Gallepol), angeordnet in Hepatozyten-Bälkchen[2] ,histologische Gliederung in Zentralvenen[3]-Läppchen, Portalläppchen oder Leberazinus in bindegewebiger Kapsel (Glisson-Kapsel) gefäßführende Bindegewebsstraßen (Portalfelder = Glisson-Felder) zum Organinneren hin

Glisson-Trias: Ductus biliferi interlobulares (Ast Gallengang), Arteria interlobularis (Ast A. hepatica propria), Vena interlobularis (Ast V. portae)

Spezialisierte Zellen:
- Kupffer-Zellen: Makrophagen des mononukleären Phagozytensystems im Sinusoidlumen
- Ito-Zellen: speichern Vit. A und liegen im perisinusoidalen Disse-Raum

Allgemeine Histologie ausgewählter Organe

Präparat: **Pankreas**
Färbung: *Hämatoxylin - Eosin*

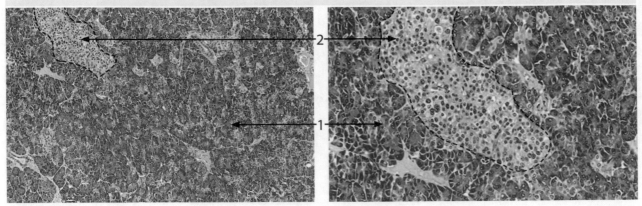

Makroskopie: Parenchym in Lobuli durch Bindegewebssepten unterteilt

Mikroskopie: Exokrin[1]: Azinuszellen[1] (basophil wegen viel rER und produzieren Zymogene: Vorstufen von Verdauungsenzymen, wie α-Amylase, Trypsin und Lipase) bilden Azini (kein Myoepithel) → Schaltstücke (flaches bis kubisches Epithel, Bikarbonat Sekretion) → intralobuläre Ausführungsgänge → interlobulärer Ausführungsgang → Ductus pancreaticus

Endokrin[2]: 1 Million Langerhans-Inseln[2]: B-Zellen (Insulin), A-Zellen (Glukagon), D-Zellen (Somatostatin), PP-Zellen (pankreatisches Polypeptid)

Präparat: **Niere**
Färbung: *Hämatoxylin - Eosin*

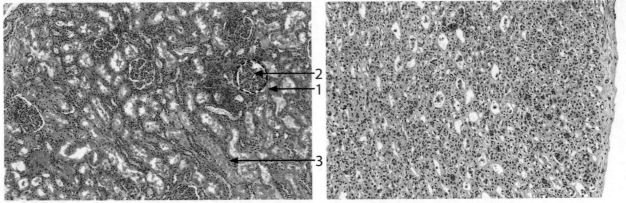

Makroskopie: Kapsel, Cortex, Medulla (äußeres Mark (Außenstreifen, Innenstreifen), inneres Mark)

Mikroskopie:

Corpusculum renale[1]: Vas afferens → Glomerulus → Vas efferens

Glomerulus[2]: Bowman-Kapsel (viszerales und parietales Blatt), Mesangium, Kapselraum, Harnpol, Podozyten

Tubulus-System[3]: Tubulus proximalis (Pars convoluta) → Henle Schleife (Tubulus proximalis Pars recta → Tubulus intermedius (Crus descendens → Crus ascendens) → Tubulus distalis Pars recta) → Tubulus distalis Pars convoluta → Tubulus reuniens → Tubulus renalis colligens → Ductus papillaris

Tubulus renalis colligens: Hauptzellen (Harnkonzentrierung), Schaltzellen (Säure-Basen-Haushalt)

Juxtaglomerulärer Apparat: Macula densa (NaCl Messung im Tubulus distalis Pars convoluta), extraglomeruläres Mesangium, juxtaglomeruläre Zellen (Renin)

Allgemeine Histologie ausgewählter Organe

Präparat: **Urothel (mehrschichtiges Übergangsepithel)**
Färbung: *Hämatoxylin - Eosin*

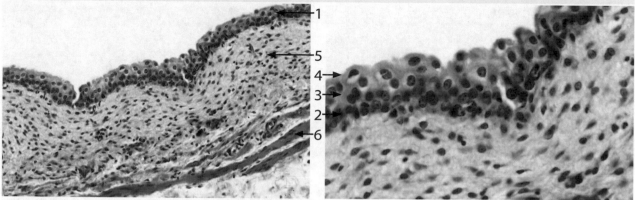

Mikroskopie: **Tunica mucosa[1]:** Stratum basale[2] → Stratum intermedium[3] → Stratum superficiale[4] aus teilweise mehrkernigen Deckzellen (Umbrella cells) mit zahlreichen Plaques (Uroplakine) in der apikalen Plasmamembran und vielen Tight junctions → Crusta urogenitalis (apikales Zytoplasma mit vielen Zytokeratin-filamenten)

Tela submucosa[5]: Bindegewebe

Tunica muscularis[6]: M. detrusor vesicae mit Stratum longitudinale externum, circulare, longitudinale internum

Tunica serosa: Peritoneum viszerale aus einschichtigem Mesothel und Lamina propria

Präparat: **Prostata**
Färbung: *Hämatoxylin - Eosin*

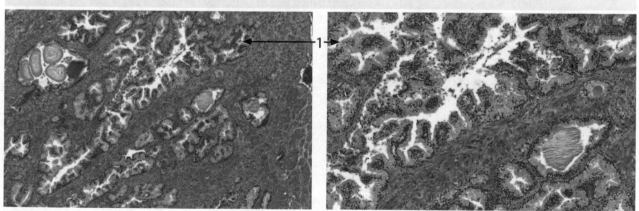

Mikroskopie: **Histologische Zonen nach McNeal eingeteilt:**
periphere (häufig Prostata CA), zentrale, Transitions-, Periurethral-, anteriore (drüsenfreie) Zone

Aufbau: 30 - 50 verzweigte tubuloalveoläre Einzeldrüsen[1] (zweireihiges Epithel mit Basalzellen und Hauptzellen) sind in bindegewebiges Stroma mit zahlreichen glatten Muskelzellen (Sekret Emission) eingebettet, münden in 15-30 Ausführungsgänge (Ductuli prostatici)

Sekret: pH 6,4 Prostata-spezifische saure Phosphatase, Prostata spezifisches Antigen (PSA), Semenogelin

Sekretion: Ejakulat enthält 15 - 30% Prostatasekret (enthält u.a. Zitronensäure, Prostaglandine, saure Phosphatase)

Präparat: **Uterus**
Färbung: *Hämatoxylin - Eosin*

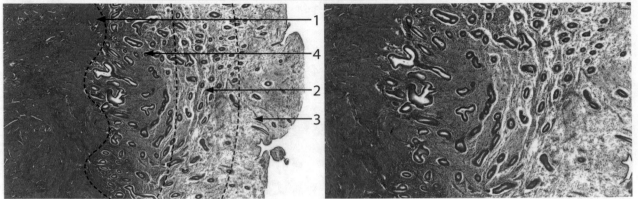

Mikroskopie:

Corpus uteri: Endometrium (Tunica mucosa) → Myometrium (Tunica muscularis) → Perimetrium (Tunica serosa, Tela subserosa)

Endometrium: einschichtiges prismatisches Oberflächenepithel + tubulöse Drüsen + Stroma (Lamina propria) + Aa. spirales (kontrahieren zyklusabhängig)

Myometrium[1]: Stratum supravasculare (longitudinal), Stratum vasculare (zirkulär) und Stratum submucosum (longitudinal)

Perimetrium: Tunica serosa, Tunica subserosa

Gliederung des Endometriums:

Stratum functionale (Funktionalis) besteht aus einem apikalen Zyklus-abhängig abgestoßenen (Desquamation) Stratum compactum[2] und Stratum spongiosum[3] (basale Spongiosa) + Stratum basale[4] (Basalis)

Schleimhautzyklus des Endometriums (28 Tage):

Proliferationsphase (Tag 4-14) → Differenzierung und Sekretionsphase (Tag 15-28) → Desquamationsphase (Tag 1-3): Gewebsnekrose + Abbruchblutung (Tag 1 des Zyklus) → Wundheilung → erneuter Beginn des Zyklus

Frühe Sekretionsphase: retronukleäre Vakuolen

Späte Sekretionsphase: Sägeblatt-Form der Drüsen, Spiralarterien (auch Stromazellen lagern Glykogen, Proteine, Lipide ein)

Präparat:	**Eitrige Myokarditis bei Sepsis (bakteriell)**
Färbung:	*Hämatoxylin - Eosin*

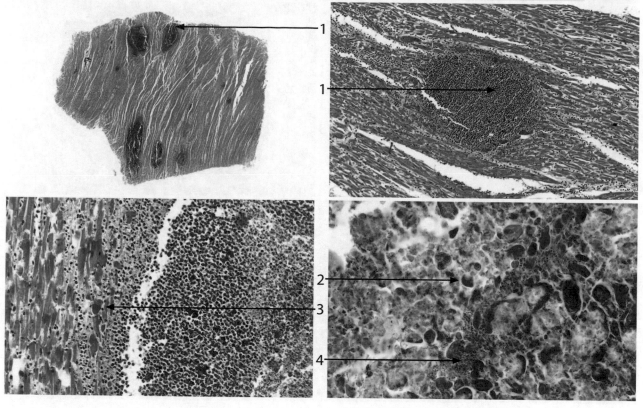

Makroskopie: Akute (floride) Myokarditis: gelb-braune bis gelb-graue Herde, fokal scheckig verfärbtes Myokard

Mikroskopie: Gewebe/Organ: Myokard
- Aggregate[1] (herdförmige Ansammlungen) segmentkerniger neutrophiler Granulozyten[2] im Myokard
- Reste nekrotischer Kardiomyozyten[3] im Randbereich der Entzündungszellen erkennbar
- dunkelblau/basophil angefärbte Bakterienkolonien[4]

Ätiologie und Pathogenese: pyogene Keime (z.B. Staphylococcus, Streptococcus, Pseudomonas)
- meist Absiedlung von hämatogen gestreuten Erregern im Rahmen einer Septiko-Pyämie
- selten per continuitatem von einer bakteriellen Endokarditis oder Perikarditis ausgehend

Klinische Kurzinfo: Nach Konsensus-Kriterien ist eine Sepsis (griech. σήψη („sipsi") = Fäulnis) ein lebensbedrohlicher Zustand durch Organdysfunktion, definiert als fehlgesteuerte Immunreaktion auf eine Infektion.

Diagnostik:
- Risikostratifizierung mit Hilfe des SOFA-Scores
- Abnahme Blut-/Erregerkultur vor Antibiosenbeginn
- Entzündungsparameter (CRP, Procalcitonin, IL-6)
- Laktat zur Einschätzung der Organdysfunktion infolge gestörter Mikrozirkulation
- viele weitere Organ- und Kreislaufparameter

Vereinfachte Sepsis Kriterien = qSOFA	
Tachypnoe:	> 22 Atemzüge/Minute
Hypotonie:	< 100mmHg systolisch
Neurologie:	Vigilanzminderung

Therapie:

Tarragona Strategie	
Look at your patient Fokussuche, Fremdmaterial, Risikofaktoren, Vorantibiosen	**Focus, focus, focus** Kurze Therapiedauer, schnell deeskalieren bei Wirkungsversagen
Get to the point Antbiotikaspiegel am Wirkort entscheidend	**Hit hard (and early)** Antibiose kalkuliert, breit, wirksam in der 1. Stunde
Listen to your hospital	Lokales Keim-/Resistenzspektrum beachten

© Springer-Verlag GmbH Deutschland, ein Teil von Springer Nature 2019
J. Claus et al., *Kurs Allgemeine Pathologie*, https://doi.org/10.1007/978-3-662-59356-1_2

Präparat: Soor-Ösophagitis
Färbung: *Grocott*

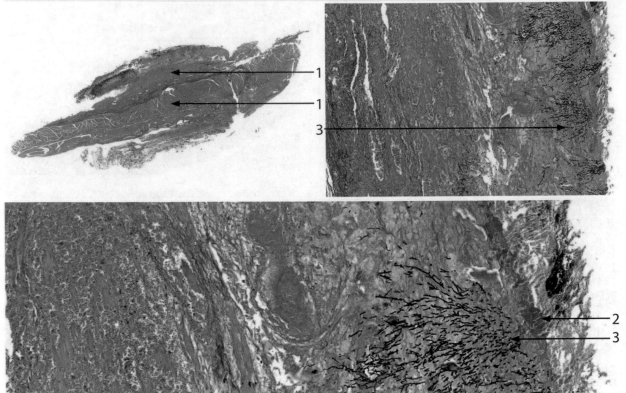

Makroskopie: Ösophagusschleimhaut mit abwischbaren weißen bis gelbweißen Belägen, Hyperämie und Erosionen/Ulcera der Schleimhaut

Mikroskopie: Gewebe/Organ: Ösophagus
- fehlendes unverhorntes Plattenepithel, Tunica muscularis propria[1] (Ring- u. Längsmuskulatur), granulozytär demarkierte Nekrosen[2], Pilzsporen und Pseudohyphen (schwarz) infiltrieren tief ins Gewebe[3]

Ätiologie und Pathogenese: Candida ssp. (Hefepilz), z.B. Candida albicans
- vor allem bei Immunsuppression (AIDS, Zytostatika-Therapie), auch bei Patienten mit inhalativer Kortikosteroidtherapie oder nach (die physiologische Mikroflora störender) Antibiotikatherapie
- häufig bei Agranulozytose (z.B. durch Medikamente: Metamizol, Thyreostatika (Carbimazol, Thiamazol), Zytostatika etc.)

Klinische Kurzinfo: Einteilung nach Lokalisation in Hautmykosen, Intertriginöse Candidose, Nagelcandidose, Soor-Stomatitis, Soor-Ösophagitis, Soor-Vaginitis, Soor-Balanitis, Windelsoor etc.
- die Soor-Ösophagitis ist Teil der über 20 AIDS definierenden Krankheiten (HIV Stadium C)

Auflistung der AIDS definierenden Erkrankungen auf der Seite des Centers for Disease Control and Prevention

Diagnostik:
- Blickdiagnose: Enorale schwer abstreifbare gelblich-grau Beläge oder epidermale erythematöse Makulä mit Satellitenherden
- Erregerdiagnostik durch Mikroskopie oder Kultur
- Antigennachweis aus Körperflüssigkeiten

Therapie: Behandlung der immunsupprimierenden Erkrankung und Antimykotika
- systemisch z.B. Fluconazol, Caspofungin, liposomales Amphotericin B
- topisch z.B. Salben oder Lacke mit Ciclopirox, Clotrimazol, Nystatin

Infektiöse Krankheitsursachen (belebte Noxen)

Präparat: **Aspergilluspneumonie (Akute invasive pulmonale Aspergillose)**
Färbung: *Hämatoxylin - Eosin*

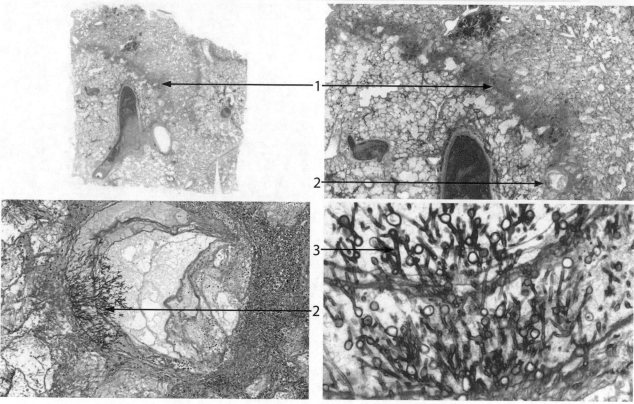

Makroskopie: Ausbildung eines umschriebenen Knotens (Myzetom, Aspergillom, vgl. unten), als scharf umschriebener grauweißer/hellbrauner Herd von weicher bis mäßig fester Konsistenz
- ABPA (vgl. unten): Dilatation der großen Bronchi, Schleimpfröpfe im Lumen
- Aspergilluspneumonie: typischerweise scharf oder unscharf begrenzte rundliche graue oder dunkelrote Nekroseherde, häufig mit hämorrhagischem Randsaum
- hämorrhagische Infarkte weisen auf Gefäßeinbrüche (invasive Aspergillose) hin

Mikroskopie: Gewebe/Organ: Lunge
- Nekrosen mit granulozytärer Demarkierung[1], Mycelien[2] aus septierten Hyphen[3] mit dichotomer Teilung (typ. Aufzweigungswinkel 45°) oder selten sporentragender Fruchtkopf (spezialisierte Hyphe)

Ätiologie und Pathogenese: Aspergillus ssp., z.B. Aspergillus fumigatus (Schimmelpilz)
- Fruchtkopf (spezialisierte Hyphe) in sog. Gießkannen-/Weihwasser-Schwengelform, meist wachsend unter aerogenen Bedingungen)
- besitzt ein hohes allergenes Potenzial, z.B. allergische bronchopulmonale Aspergillose (ABPA)
- Aspergillose: Sammelbezeichnung für Pilzerkrankungen durch Aspergillus ssp.
- Aspergillom: lokal von Entzündungszellen umgebene Ansammlung von Aspergillus (z.B. in präformierten Hohlräumen, Lungenparenchym oder Nasennebenhöhlen)

Klinische Kurzinfo: vor allem bei Immunsuppression erfolgt eine deszendierende Ausbreitung durch Einatmung oder durch Aspiration aus dem Cavum oris in den Körper, seltener durch hämatogene Streuung bei Sepsis
- Symptome: trockener Husten, Hämoptysen, respiratorische Insuffizienz, bei Immunsuppression Aspergilluspneumonie, Septiko-Pyämie

Diagnostik: Alle zu erfüllende Diagnosekriterien nach Greenberger und Patterson für eine ABPA:
- IgE > 417 IU/mL, Aspergillus-Antikörper, Aspergillus-Hauttest, Asthma-Anamnese

Therapie: Antimykotika (Voriconazol, Amphotericin B, Flucytosin) und operative Sanierung der Aspergillome

Präparat: **Eitrige Myokarditis bei Aspergillusinfektion**
Färbung: *Hämatoxylin - Eosin*

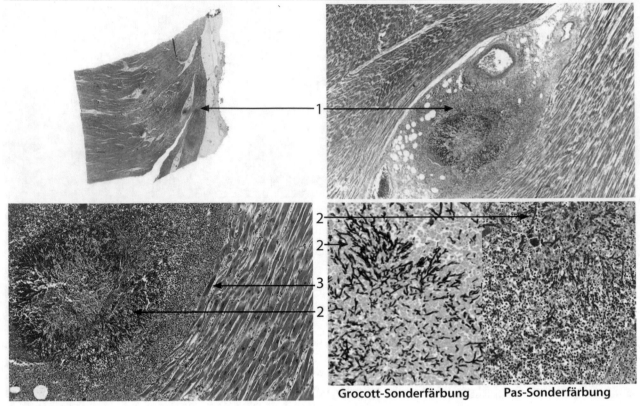

Grocott-Sonderfärbung   Pas-Sonderfärbung

Makroskopie: Vergleiche Präparat: Eitrige, bakterielle Myokarditis

Mikroskopie: Gewebe/Organ: Myokard
- Nekrosen mit granulozytärer Demarkierung[1], Mycelien[2] aus septierten Hyphen mit dichotomer Teilung und typischen Aufzweigungswinkel von 45° oder selten auch mit sporentragendem Fruchtkopf (spezialisierte Hyphe), nekrotische Kardiomyozyten[3]
- Darstellung der Pilzstrukturen in der Grocott-Färbung und teilweise in der Pas-Reaktion

Ätiologie und Pathogenese: siehe Aspergilluspneumonie
- Hämatogene Streuung bei Sepsis (häufig)
- Sepsisfokus meist in der Lunge (vgl. Aspergilluspneumonie): Gefäßinvasion durch Aspergillushyphen → gelangen über Blutweg in andere Organe, v.a. Herz (Herzklappen, Myokard) und Gehirn.

Klinische Kurzinfo: Siehe Aspergillus-Pneumonie, eitrige Myokarditis bei Sepsis (bakteriell)

Infektiöse Krankheitsursachen (belebte Noxen)

Präparat: **Pneumocystis-Pneumonie (PcP)**
Färbung: *Grocott*

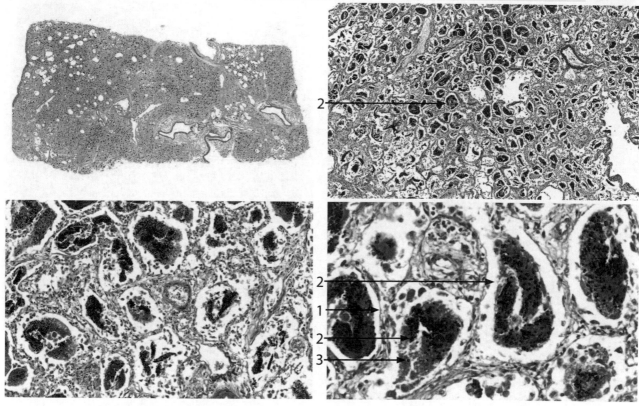

Makroskopie: meist schwere verfestigte Lunge

Mikroskopie: Gewebe/Organ: Lunge
- diffuse interstitielle Pneumonie: Verbreiterung des interstitiellen Lungengerüstes[1] durch Ödem und Entzündungszellinfiltrate (Lymphozyten und Plasmazellen)
- erhöhte Erregermenge bei immunkompromitierten Patienten, evtl. verringerte entzündliche Reaktion
- in den Alveolen sind schaumige bis honigwabenartige Erregermassen; dieses schwach eosinophil oder auch rostfarben tingierte mikrozystisch imponierende Exsudat[2] enthält rund-ovale bis kaffeebohnenförmige Erregerzysten[3] (Zyste mit mehreren intrazystischen Körperchen)
- Nachweis gelingt mit der Sonderfärbung Grocott (Versilberungstechnik)

Ätiologie und Pathogenese: Pneumocystis jiroveci (Schlauchpilze nach O. Jirovec, 1907-1972): Erreger der interstitiellen Pneumonie
- v.a. bei Immunsuppression, PcP ist Teil der über 20 AIDS definierenden Krankheiten (HIV Stadium C), früher auch auf Säuglingsstationen
- Zysten werden inhaliert → platzen → intrazystische Körperchen werden frei → wandeln sich zu amöboiden Trophozoiten (1 μm große ovaläre bis längliche Formen) um → heften sich an Pneumocyten an → zwei verschmelzen zu einer Zygote → Ausformung einer Zyste mit intrazystischen Körperchen (= Sporen) → Zyklus beginnt erneut

Klinische Kurzinfo: Symptome: subfebrile Temperaturen, chronisch progrediente Dyspnoe und trockener Husten

Diagnostik: typische LDH-Erhöhung, interstitielle Zeichnungsvermehrung oder später Milchglas im Röntgen Thorax, Erreger in der bronchoalveolären Lavage

Therapie: hochdosierte Behandlung mit Clotrimoxazol, ggf. Glucocorticoide zusätzlich bei resp. Insuffizienz, Abklärung/Behandlung der Grunderkrankung

Präparat: Cytomegalievirus (CMV)-Pneumonie
Färbung: *Hämatoxylin - Eosin*

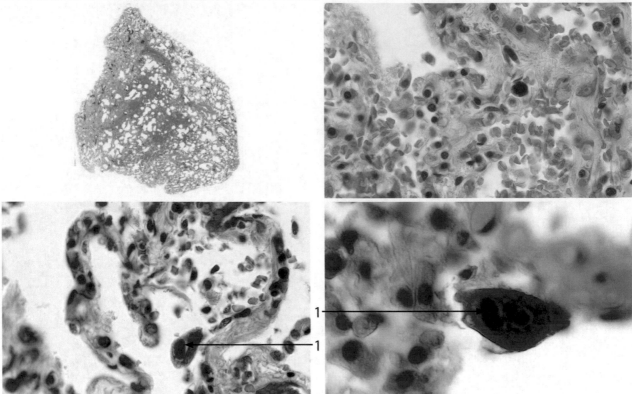

Makroskopie: Herdförmig oder diffus verfestigtes Lungenparenchym (interstitielle Pneumonie)
- makroskopisches Bild ähnlich wie bei Pneumocystis-Pneumonie (wenn das Bild eines diffusen Alveolarschadens = DAD vorliegt)
- selten zahlreiche kleine hämorrhagische Knötchen
- sehr selten umschriebener verfestigter Knoten (interstitielle Pneumonie)

Mikroskopie: Gewebe/Organ: Lunge
- in der Übersicht verdichtete und überblähte Lungengewebsabschnitte
- Verbreiterung der Septen mit Ödem und geringer Entzündungszellinfiltration
- pathognomonische Zellen: Eulenaugenzellen[1] - ballonierte vergrößerte (bis 30 μm) Alveozyten mit bis 10 μm großen Kerneinschlußkörperchen

Ätiologie und Erreger: Cytomegalievirus (humanes Herpesvirus 5)
Pathogenese:
- Immunkompetente Patienten: hohe Durchseuchungsrate in der Bevölkerung ca. 90 %
- Immunsupprimierte Patienten: Atypische interstitielle Pneumonie mit 50% Letalität, CMV-Ösophagitis, -Kolitis, -Retinitis mit Erblindungsgefahr
- Infektion durch Körperflüssigkeiten (Blut, Speichel, Urin, Sperma, Muttermilch) oder diaplazentar

Präparat:	**Cytomegalievirus (CMV)-Pneumonie**
Färbung:	*Hämatoxylin - Eosin*

Klinische Kurzinfo:

 - Symptome: 90% asymptomatisch bei Immunkompetenz, bei Immunsuppression Dyspnoe, respiratorische Insuffizienz

Erstinfektion:
 - Immunkompetente Kinder/Erwachsene: asymptomatisch, aber Viruspersistenz!
 - Immunschwache Mütter: Fruchttod, generalisierte Infektion Neugeborener!

Reaktivierung/Generalisation bei reduzierter Immunabwehr (Immundefizienz, AIDS, Organtransplantation mit Immunsupression:
 - Generalisierte Infektion, CMV-Retinitis (Erblindung möglich!), besonders Leber (Hepatitis) und Lunge (interstitielle Pneumonie), Gehirn (Enzephalitis), gastrointestinale Ulzerationen
 - eine der hauptsächlichen Todesursachen bei AIDS-Patienten, eine der AIDS-definierenden Erkrankungen

Konnatale CMV-Infektion:
 - ZNS (Hydrocephalus, periventrikuläre Verkalkungen, Einblutungen in die Ventrikel, Mikrocephalus), Auge (Chorioretinitis), GIT (Hepatosplenomegalie, Ikterus, acholische Stühle)

Spätfolgen der konnatalen CMV-Infektion:
 - Hypakusis, Augenschädigungen, psychomotorische Defizite mit Intelligenzminderung

Diagnostik:

Nachweis von Anti-CMV-IgM oder IgG im Serum, PCR, pp65-Antigen, Eulenaugenzellen im Blutausstrich

Therapie:

Bei Immunsuppression
 - Ganciclovir, Valganciclovir, Foscarnet, CMV-Hyperimmunglobulin
 - Prophylaxe mit Letermovir nach allogener Stammzelltransplantation bei CMV-Positivität

Hypertrophie, Hyperplasie, Atrophie

Präparat:	Hypertrophie des Myokards
Färbung:	*Hämatoxylin - Eosin*

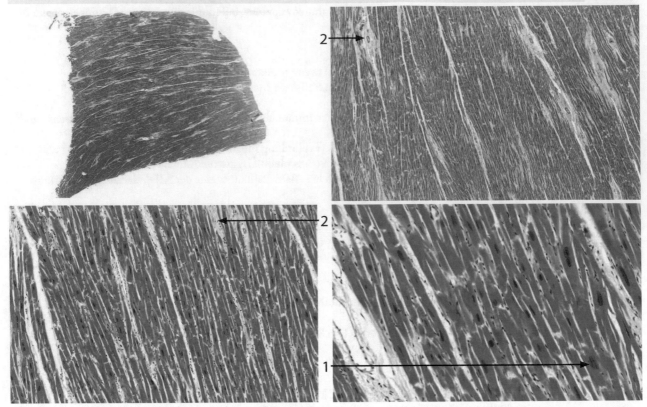

Makroskopie:
- **Normales Herz:** weiblich 250-330 g, männlich 300-350 g; linker Ventrikel Wanddicke 1,4 ± 0,1 cm, rechter Ventrikel Wanddicke 0,4 ± 0,1 cm; Faustregel: 4 g Herzgewicht pro kg Körpergewicht
- **Hypertrophes Herz:** kritisches Herzgewicht 500 g durch relative Koronarinsuffizienz; linke Kammerwandstärke > 1,4 cm, rechte Kammerwandstärke > 0,4 cm
- **Konzentrische Hypertrophie:** Herzwandung verdickt, Lichtung eng, Form der Herzspitze: „gotischer Spitzbogen"
- **Exzentrische Hypertrophie:** Herzwandung verdickt, Lichtung weit wegen Herzdilatation, Form der Herzspitze: „romanischer Bogen"
- **Cor hypertonicum:** konzentrische Hypertrophie des linken Ventrikels, sekundär im Endstadium Dilatation beider Herzkammern, bei Linksherzversagen Lungenödem!
- **Cor pulmonale:** Hypertrophie und Dilatation des rechten Ventrikels. Sekundenherztod (Rhythmusstörung) ist möglich!

Mikroskopie: Gewebe/Organ: Myokard
- plumpe, oft hyperchromatische „Tonnenkerne"[1]
- vergrößerter Myozytendurchmesser, ggf. Myozytenzahl dezimiert und erhöhter Fibrozytenanteil[2] (feinfleckige Vernarbungen[2] nach Myokardischämie mit Myozytenuntergängen)

© Springer-Verlag GmbH Deutschland, ein Teil von Springer Nature 2019
J. Claus et al., *Kurs Allgemeine Pathologie*, https://doi.org/10.1007/978-3-662-59356-1_3

Hypertrophie, Hyperplasie, Atrophie

2

Präparat:	**Hypertrophie des Myokards**
Färbung:	*Hämatoxylin - Eosin*

Ätiologie und Pathogenese: Sportlerherz, arterielle Hypertonie, Herzvitien, COPD, Lungenfibrose

- Hypertrophie (gr.: hyper: über hinaus, trophos: Ernährung) Gewebszunahme dadurch, dass Zellen größer werden bei gleichbleibender Zellzahl (einfache Hypertrophie) oder an Anzahl zunehmen (numerische Hypertrophie, Hyperplasie)
- Kompensatorische Hypertrophie aufgrund erhöhter Anforderung, v.a. bei Ausdauersport, arterieller Hypertonie

Klinische Kurzinfo:

Arten der Hypertrophie	
konzentrische Hypertrophie	exzentrische Hypertrophie
durch Druckbelastung Verdickung des Myokards nach innen erniedrigtes Ventrikelvolumen	durch Volumenbelastung Verdickung des Myokards nach außen erhöhtes Ventrikelvolumen

Folge: Dysbalance zwischen Sauerstoffversorgung- und Verbrauch bei pathologischer Hypertrophie, erhöhtes Risiko für Herzinsuffizienz, Myokardischämien und Infarkte

Einteilung der Herzinsuffizienz nach NYHA (New York Heart Association)	
NYHA I	keine Einschränkung bei körperlicher Aktivität
NYHA II	leichte Einschränkung der körperlichen Aktivität. Bequem in Ruhe. Gewöhnliche körperliche Aktivität führt zu Müdigkeit, Herzklopfen und Atemnot.
NYHA III	deutliche Einschränkung der körperlichen Aktivität. Bequem in Ruhe. Weniger als normale Aktivität verursacht Müdigkeit, Herzklopfen oder Dyspnoe.
NYHA IV	kann keine körperlichen Aktivitäten ohne Beschwerden ausführen. Symptome einer Herzinsuffizienz in Ruhe. Bei körperlicher Aktivität steigt das Unbehagen.

Präparat: Benigne Prostatahyperplasie (myofibroglanduläre Prostatahyperplasie)
Färbung: Hämatoxylin - Eosin

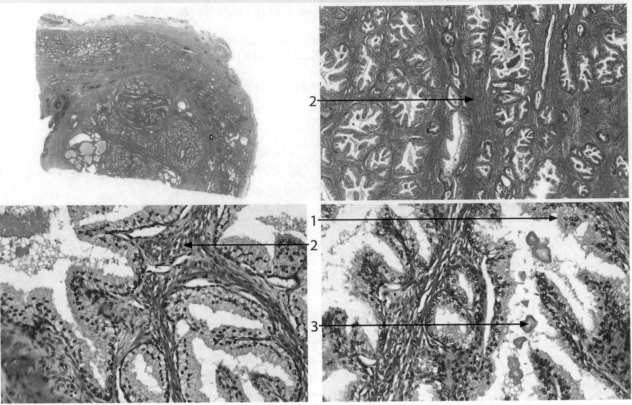

Makroskopie: Vergrößerte, knotig veränderte Prostata von derbfester Konsistenz (wie Daumenballen)

Mikroskopie: Gewebe/Organ: Prostata
- stark gefälteltes Innenrelief des hyperplastischen sekrektorischen Epithels[1]
- zellreiche knotige Stroma- und Muskelvermehrung[2]
- Sekretrückstau[3], ggf. intraluminale Prostatasteine
- ggf. Nekrosen und Entzündung (Lymphozyten und neutrophile Granulozyten)

Ätiologie und Pathogenese: unter anderem endokrin bedingte Hyperplasie aller drei Gewebskomponenten der Prostata (v.a. in der Transitionszone) auf dem Boden einer altersbedingten hormonellen Dysregulation (relativer Östrogen-anstieg im Prostatastroma) und einem veränderten Ansprechen der Zellen auf Androgene
- ansteigende Inzidenz mit zunehmendem Alter (40% der Männer > 50 Jahre)
- Stimulation durch Wachstumsfaktoren

Klinische Kurzinfo: Benignes Prostatasyndrom: Prostatavergrößerung (BPE) → Harnabflusstörung (BOO) → Beschwerden des unteren Harntrakts (LUTS) → Überbegriff benignes Prostatasyndrom
- BPH = Benigne Prostatahyperplasie → histolomorphologische Gewebeveränderung
- BPE = Benign prostatic enlargement → Prostatavolumen > 30 mL
- BOO = Bladder outlet obstruction → Blasenentleerungsstörung durch urodynamische Untersuchung gesichert
- BPO = Benign prostatic obstruction → BOO mit zugrunde liegender BPE
- LUTS = Lower urinary tract symptoms → symptomatische Miktionsbeschwerden

Symptomatik: Miktionsbeschwerden wie Pollakisurie, Nykturie, verzögerter Miktionsbeginn, abge-schwächter Harnstrahl, Stakkatomiktion, Harnwegsinfekte

Therapie: antiobstruktive Medikamente (Alpha-Blocker, 5-α-Reduktasehemmer), transurethrale Resektion der Prostata (TUR-P) und die offene Operation

Präparat:	**Struma colloides nodosa (Hyperplasie)**
Färbung:	*Hämatoxylin - Eosin*

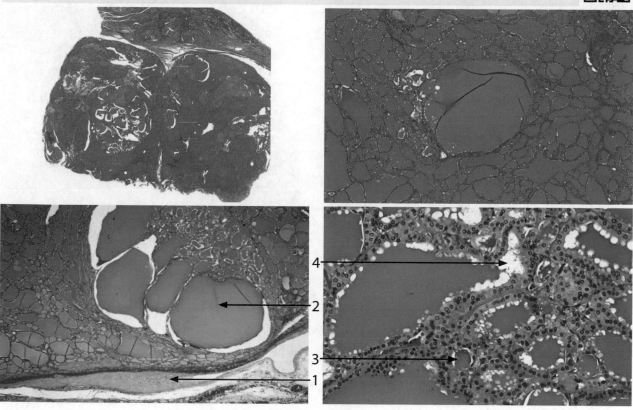

Makroskopie:	Vergrößerte (auch diffus möglich), knotig umgebaute Glandula (Gl.) thyroidea, Gewicht > 30 g
Mikroskopie:	Gewebe/Organ: Glandula thyroidea

- knotiges Schilddrüsengewebe in Übersichtsvergrößerung, Atrophien (durch Druck) im Randbereich[1]
- Vermehrung der Follikel, Knoten enthalten entweder vorwiegend Makrofollikel mit viel Kolloid[2] oder Mikrofollikel[3] mit wenig bis fehlendem Kolloid oder sind gemischtfollikulär aufgebaut
- teilweise blasige Veränderung luminal (sog. Resorptionsvakuolen[4] des Kolloids, als Zeichen der endokrinen Aktivität), andere Follikel kolloidgefüllt ohne Resorptionsvakuolen

Ätiologie und Pathogenese:	Häufigste Ursache: Jodmangel, seltener Hashimoto-Thyreoiditis, M. Basedow/Grave's Disease

- Tritt meist beim weiblichen Geschlecht auf (w:m= 4:1)
- Vergrößerung der Schilddrüse als Ausdruck einer verminderten Produktion von Schilddrüsenhormonen T3 und T4 Mangel → vermehrten Ausschüttung von TSH → Zunahme von Follikelepithelzahl mit vermehrter Kolloidbildung
- Hyperthyreose häufig durch autonome Produktion von Schilddrüsenhormonen in autonomen Arealen/Knoten ohne TSH-Stimulation

Diagnostik:	Schilddrüsensonographie, Szintigrafie zur Bestimmung von heißen und kalten Knoten, Feinnadelpunktion bei kalten Knoten zum Malignitätsausschluss

Therapie:	Hypothyreose:	Supplementierung von Iod und/oder Hormon (Levothyroxin)
	Hyperthyreose:	medikamentöse Suppression (Thyreostatika), Radioiodtherapie, Operation

Struma-Einteilung nach WHO	
Struma Grad 0	Vergrößerung nicht sicht- und tastbar, Diagnostik mittels Sonographie
Struma Grad I	tastbare Vergrößerung
Struma Grad II	sichtbare Schilddrüsenvergrößerung ohne rekliniertem Kopf tastbar
Struma Grad III	Komplikationen (z.B. Atmungsstörung, Rekurrensparese, obere Einflussstauung)

Präparat:	**Hydronephrose (Atrophie)**
Färbung:	*Hämatoxylin - Eosin*

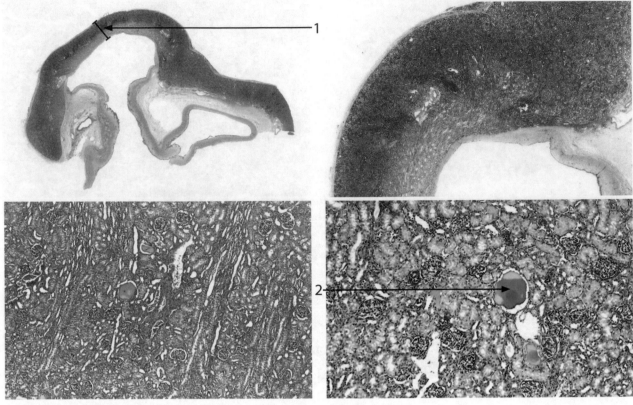

Makroskopie: Niere mit stärkergradig erweitertem Nierenbecken (Pelvis renalis), Nierenparenchymatrophie (Verschmälerung von Nierenrinde und -mark)
- Pyramiden abgeflacht, abgeplattet, im Endzustand konkav
- Endstadium: hydronephrotische Sackniere mit sehr stark verschmälertem bis fehlendem Nierenparenchym (dünnwandiger ‚Sack'), meistens mit Hydroureter
- im Nierenbecken oder Ureter ggf. Konkremente, narbige Stenosen oder ein Tumor, manchmal auch Kompression von außen (vgl. unten)
- nicht immer ist eine Lichtungsverengung und Ursache der Hydronephrose nachweisbar, dann ist das Vorliegen funktioneller neuromuskulärer Störungen möglich

Mikroskopie: Gewebe/Organ: Niere
- stärkergradig abgeflachte Papillen
- Verschmälerung des Nierenparenchyms mit Verschmälerung von Rinde und Mark[1], fokale Tubulusatrophie[2] mit Dilatation und intraluminalen sog. Uromucoid bzw. Eiweißzylindern[2]
- ggf. chronische interstitielle Entzündung

Ausgedehnte Form:
- dicht nebeneinander gelegene atrophe Tubuli mit intraluminalen Eiweißzylindern in ausgedehnter Form, histologisch erinnert es an Schilddrüsengewebe und wird als „strumigene Felderung" bezeichnet
- Atrophie (gr.: a- nicht, trophos: Ernährung): Gewebsabnahme durch kleiner werdende Zellen (hier aer auch Zellzahlabnahme)

Präparat:	**Hydronephrose (Atrophie)**
Färbung:	*Hämatoxylin - Eosin*

Ätiologie und Pathogenese:

Hydronephrose: Ursache ist ein (chronischer) Harnaufstau, i.d.R. durch ein Abflusshindernis
- mögliche Ursachen: z.B. Konkremente im Ureter/Nierenbecken, raumfordernde Prozesse von innen (Harnblase, Ureter, Nierenbecken) oder außen, Prostatahyperplasie, idiopathische Retroperitonealfibrose (M. Ormond), Z.n. gynäkologischen Operationen mit Narbenbildung, Ureterozele, bei Kleinkindern am häufigsten der vesikoureterale Reflux (Fehlanlage der Ureteröffnung in der Blasenwand durch verkürzten submuköse Verlauf des Harnleiters), etc.
- bei Harnabflussstörung und erhaltener glomerulärer Filtration → Harnstauungsniere → Druckatrophie → Minderdurchblutung → chronische Parenchymdestruktion mit Bindegewebsvermehrung und oft begleitender Entzündung
- bei chronischem Verlauf Niereninsuffizienz als Komplikation möglich

Klinische Kurzinfo:

Unterteilung im Bezug zur Lokalisation der Harnblase in obere (=supravesikale) und untere (=subvesikale) Abflussstörungen
- je nach Ursache Äußerung als chronisch symptomarmer und akuter Verlauf mit Flankenschmerz

Diagnostik:

Diagnosestellung und morphologische Klassifikation geschehen i.d.R. mittels Sonographie, Röntgen, Computertomographie (Dual Energy) und klinischer Chemie, anschließend sollte eine zeitnahe Entfernung der Obstruktion und Überwachung der Nierenfunktion erfolgen

Therapie:

Initial in der akuten Situation:
- Analgesie mit Metamizol (i.v.), Opiode zusätzlich möglich, bei geringen Schmerzen auch Diclofenac oder Paracetamol
- Beseitigung des Abflusshindernisses zur Vermeidung weiterer Nierenschäden
- bei Urolithiasis eine Steinanalyse und Therapie mit Chemolitholyse, mittels Ureterorenoskopie (URS), Extrakorporale Stoßwellenlithotripsie (ESWL) oder perkutaner Nephrolithotomie
- Einlage Doppel-J-Katheter oder Perkutane Nephrostomie (PCN)
- Einleitung einer antibiotischen Therapie bei erhöhten Infektparametern

Beseitigung der gundlegenden Erkrankung
- Operative Therapie (Rezidivgefahr durch postoperative Strikturen)
- Konservative Therapie: Aktive Überwachung mit Übergang in eine operative Therapie bei Verschlechterung der Nierenfunktion

Stadien der chronischen Niereninsuffizienz (nach National Kidney Foundation)		GFR in ml/min (Glomeruläre Filtrationsrate)
I	Nierenschädigung mit normaler Nierenfunktion	≥ 90
II	Nierenschaden mit mildem Verlust der Nierenfunktion	60 - 89
IIIa	milder-, bis moderater Verlust der Nierenfunktion	45-59
IIIb	mittel-, bis schwergradiger Verlust der Nierenfunktion	30-44
IV	schwerer Verlust der Nierenfunktion	15-29
V	Nierenversagen	< 15

Hypertrophie, Hyperplasie, Atrophie

Präparat: Chronisches Lungenemphysem
Färbung: Hämatoxylin - Eosin

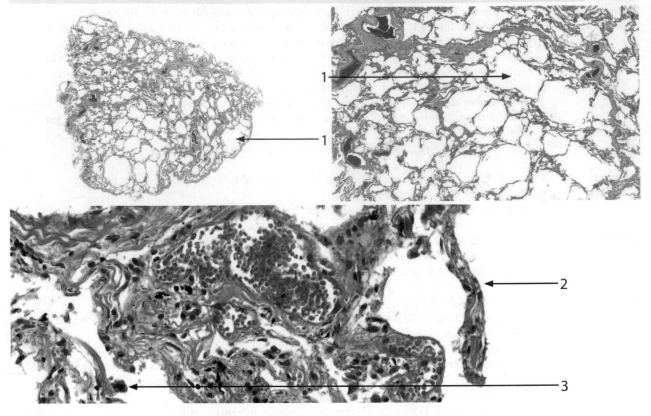

Makroskopie: überblähte Lunge mit deutlich sichtbaren Alveolen als Zeichen eines Emphysems
- mit bloßem Auge sind normale Alveolen nicht einzeln wahrnehmbar
- Alveolen können auch stärkergradig erweitert sein (sog. Emphysemblasen = bullae)
- Konsistenz ist substanzarm und luftreich, durch Kapillar- und Gewebeschwund wirkt Lungengewebe blutarm und blassgrau

Mikroskopie: Gewebe/Organ: Lunge
- einzeln wahrnehmbare überblähte Alveolarräume[1]
- relative Vermehrung der Luftfülle: Alveolarlichtungen vergrößert, aber funktionelle Oberflächenver-kleinerung
- Parenchymrarefizierung: verkürzte „stummelförmige" Alveolarsepten[2], keine Fibrose
- unabhängig von der Diagnose eines Emphysems: z.T. auch schwarz pigmentierte Makrophagen[3] (Anthrakose), in Septen geringes chronisches Rundzellinfiltrat

Ätiologie und Pathogenese: Endogen:
- z.B. Alpha-1-Antitrypsin-Mangel/Proteaseinhibitormangel, Ziliendyskinesie (Kartagener-Syndrom), IgA-Mangel, möglicherweise auch eine Proteinase-/Antiproteinase-Dysbalance

Exogen:
- am häufigsten durch Nikotinkonsum; selten rezidivierende Infektionen oder Entzündungen des Respirationstrakes mit Narbenbildung (sog. Narbenemphysem/Retraktionsemphysem z.B. nach Tuberkulose, Silikose, Asbestose)

Ausbildung eines obstruktiven Emphysems aufgrund einer funktionellen oder organischen Ventilstenose der Bronchi durch Schleim (z.B. Schleimüberproduktion durch chronische Reize wie das Rauchen, Mukoziliarinsuffizienz) → chronische-hyperplastische Bronchitis und Bronchiolitis → Obstruktion → Druckerhöhung und expiratorischer Kollaps der kleinen Atemwege durch Wandinstabili-tät → air trapping → Aufweitung der Alveolen, ggf. Entzündung und Vernarbung → Emphysem

Präparat:	**Chronisches Lungenemphysem**
Färbung:	*Hämatoxylin - Eosin*

Klinische Kurzinfo:
Das Lungenemphysem gehört klinisch und funktionell zu den chronischen obstruktiven Atemwegserkrankungen (COPD)

Leitsymptome: progrediente Dyspnoe durch verringerte alveoläre Diffusionsfläche und ineffiziente Atemmechanik (Abflachung des Diaphragmas)

Diagnostik:
Spirometrie, Bodyplethysmographie, Klinik, Röntgen, Computertomographie

Therapie:
Einteilung in Schweregrade der COPD
- anschließend stadiengerechte symptomatische Therapie mit Bronchodilatatoren und später auch Glucocorticoiden
- **Nikotinkarenz bei COPD ist eine der wichtigsten Maßnahmen!**

Patiententypen mit chronischem Lungenemphysem

Pink Puffer	Blue Bloater
schlank bis mager	dick bis adipös
Emphysem mit geringer Bronchitis	Emphysem mit starker Bronchitis
leichte pulmonale Hypertonie	schwere pulmonale Hypertonie
kein Cor pulmonale	Cor pulmonale mit Rechtsherzinsuffizienz
geringe Hypoxiezeichen	ausgeprägte Hypoxiezeichen

1. Schritt: Passende Klinik, Anamnese und Spirometrie

Spirometrie: FEV1/FVC post-bronchodilatatorisch <0,7

2. Schritt: Beurteilung der Atemwegsobstruktion

Einteilung	FEV_1 (% vom Soll)
GOLD 1	≥ 80
GOLD 2	50 - 79
GOLD 3	30 - 49
GOLD 4	< 30

3. Schritt: ABCD Klassifikation nach Symptomlast anhand des mMRC oder CAT Fragebogen

Vorangegangene Exazerbationen	Symptome	
	mMRC 0-1 oder CAT < 10	mMRC ≥ 2 oder CAT ≥ 10
0 oder 1 ohne Krankenhauseinweisung	A	B
≥ 2 oder ≥ 1 mit Krankenhauseinweisung	C	D

4. Schritt: Therapie nach Gruppenschema (Deeskalation innerhalb der Gruppe nach unten)

Gruppe A:	Gruppe B:
- SAMA oder SABA - LAMA oder LABA - Präparatrotation/-wechsel	- LAMA oder LABA - 2er Kombi LAMA + LABA

Gruppe C:	Gruppe D:
- LAMA - 2er Kombi: LAMA + LABA - 2er Kombi: LABA + ICS	- 2er Kombi: LAMA + LABA - 3er Kombi: LAMA + LABA + ICS - Roflumilast zusätzlich, wenn FEV1 < 50% Soll

- SABA – inhalative kurzwirksame β2-Sympathomimetika: Salbutamol, Fenoterol
- SAMA – inhalative kurzwirksame mAch-Parasympatholytika: Ipratropiumbromid
- LABA – inhalative langwirksame β2-Sympathomimetika: Salmeterol, Formoterol, Indacaterol
- LAMA – inhalative langwirksame mAch-Parasympatholytika: Tiotropiumbromid
- ICS – inhalative Corticosteroide: Budesonid, Fluticason, Beclometason
- PDE-4-Hemmer – Phosphodiesterase-4-Hemmer: Roflumilast

Präparat: Koagulationsnekrose - anämischer Niereninfarkt
Färbung: *Hämatoxylin - Eosin*

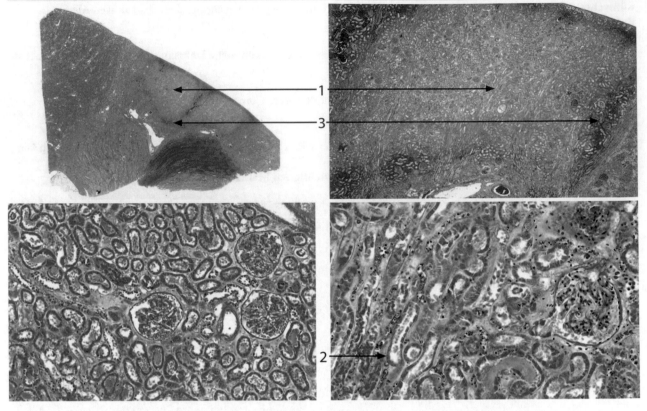

Makroskopie:
- keilförmige oder trapezförmige (je nach Arterienverschluss - A. interlobularis oder A. arcuata), meist im Rindenbereich gelegene, gelbliche und trocken bröckelige, von einem schmalen dunkelroten (hämorrhagischem) Randsaum begrenzte Nekroseareale → Infarktareal, sog. lehmgelbe Nekrosen
- kompletter Niereninfarkt bei Verschluß der A. renalis (sehr selten)

Mikroskopie: Gewebe/Organ: Nierenparenchym (Glomeruli, Tubuli sind erkennbar, Rinden- und Markzone)

Nierenparenchym:
- keilförmiges Niereninfarktareal[1], zentral homogene eosinophile Masse
- schattenhaft erkennbares rötlich-eosinophiles Parenchym mit typischen Nekrosezeichen
- fehlende Zellkerne in Nierentubuli (nekrotisch), am Rand noch erkennbare Zellumrisse → Geisterzellen[2] ("ghost cells"), scholliges eosinophiles Zytoplasma, hämorrhagischer Randsaum[3], vitale Randreaktion mit granulozytärer Demarkierung und Resorptionszeichen
- anämischer Infarkt, meist nach embolischem oder thrombotischem Verschluss eines (möglicherweise durch Arteriosklerose bereits stenosierten) Arterienastes, z.B. Thrombembolie bei Parietalthrombus bei Vorhofflimmern, selten septischer Thrombus bei Endokarditis

Ätiologie und Pathogenese: häufig durch Vorhofflimmern, seltener durch Mitralvitien, Aneurysmen, Endokarditis, Herzklappenersatz, venöse Thrombosen bei Rechtsherzinsuffizienz oder Tumorkompression

Koagulationsnekrose: verfestigtes Nekrosegebiet (im Gegensatz zur Kolliquationsnekrose)
- frühe Phase: eosinophile Anfärbung des nekrotischen Materiales (H.E.-Färbung), intrazelluläre Proteine binden Eosin - makroskopisch Abblassung des Gewebes wegen Sistieren der Durchblutung (Gewebe grau-weiß)
- spätere Phase: makroskopisch gelb-braunes Gewebe durch Einwanderung von Leukozyten und Proteolyse (typischer lehmgelber Infarkt)

© Springer-Verlag GmbH Deutschland, ein Teil von Springer Nature 2019
J. Claus et al., *Kurs Allgemeine Pathologie*, https://doi.org/10.1007/978-3-662-59356-1_4

Nekrosen

Präparat:	**Koagulationsnekrose - anämischer Niereninfarkt**
Färbung:	*Hämatoxylin - Eosin*

Klinische Kurzinfo:

Symptome des Vorhofflimmerns: oft symptomarm, Herzrasen, Palpitationen, Schwindel

Thromboembolie-Risiko bei Vorhofflimmern
- häufig betroffene Organe sind Niere (Niereninfarkt), Gehirn (Apoplex), Milz (Milzinfarkt), Darm (Mesenterialischämie)

Diagnostik:

Ursachenforschung
- Ruhe-, Langzeit-EKG, Eventrecorder
- Duplex-Sonographie der Nierengefäße und Abdominalsonographie nach Tumoren

Therapie:

Antikoagulation, Kardioversion und antiarrhythmische Therapie bei Vorhofflimmern, Perkutane transluminale Angioplastie (PTLA) bei relevanter Nierenarterienstenose

Risikostratifizierung des Thromboembolierisikos bei Vorhofflimmern unter Verwendung des CHA2DS2VASc-Scores aus den Richtlinien der European Society of Cardiology (2016)	
CHA2DS2-VASc Risiko Faktor	**Punkte**
Chronische Herzinsuffizienz Merkmale/Symptome einer Herzinsuffizienz oder objektive Evidenz für eine reduzierte links ventrikuläre Ejektionsfraktion	+1
Hypertonie Blutdruck in Ruhe >140/90 mmHg an mindestens zwei Messereignissen oder während der antihypertensiven Therapie	+1
Alter 75 Jahre oder älter	+2
Diabetes mellitus Nüchtern Glukose-Wert >125mg/dl (7mmol/l) oder Behandlung mit oralem Antidiabetikum und/oder Insulin	+1
Schlaganfall/Transiente ischämische Attacke oder Thromboembolieereignis	+2
Vaskuläre Erkrankung vorhergehende Myokardinfarkte (MI), periphere arterielle Verschlusskrankheit (pAVK), Aortenplaque	+1
Alter 65-74 Jahre	+1
Sex category (weiblich)	+1
Indikation einer Thromboembolieprophylaxe/Antikoagulation: Männer: ≥ 2, Frauen ≥ 3 Punkte	

Risikostratifizerung des Blutungsrisikos bei Patienten mit Vorhofflimmern unter Verwendung des HAS-BLED-Scores		
HAS-BLED-Risiko Faktor		**Punkte**
H	Hypertension	+1
A	Abnorme Nierenfunktion oder Leberfunktion (jeweils 1 Punkt)	max. +2
S	Schlaganfall	+1
B	Blutung in der Anamnese	+1
L	Labiler INR	+1
E	Elderly (Alter > 65 Jahre)	+1
D	Drogen oder Alkohol (jeweils 1 Punkt)	max. +2
ab 3 Punkten = erhöhtes Blutungsrisiko besondere Abwägung der Antikoagulationsindikation oder Anpassung der Antikoagulation		

Nekrose

Präparat:	**Kolliquationsnekrose (Enzephalomalazie = Hirnerweichung)**
Färbung:	*Hämatoxylin - Eosin*

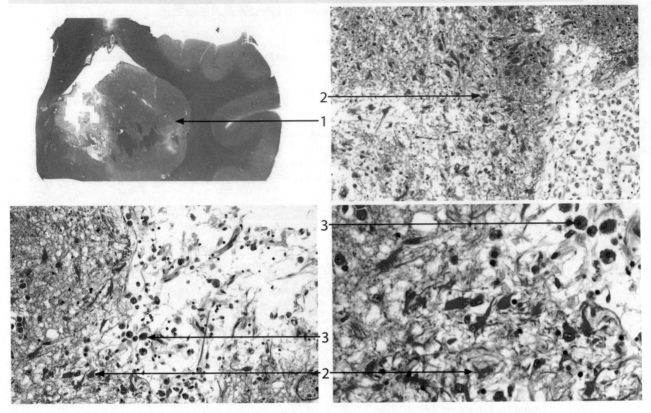

Makroskopie: starkes Hirnödem mit abgeflachten Hirnsulci (als begleitende Veränderung)
- 1. Stadium (frische Nekrose): nach ca. 12 h - 3 Tage sichtbar, evtl. feste erhabene Schnittfläche des Infarktareals, evtl. Mark-Cortex-Grenze verwaschen, evtl. hämorrhagische Komponente
- 2. Stadium (Erweichung/Kolliquation): nach ca. 2 - 3 d bis mehrere Wochen, Infarktareal zunehmend weißlich-gelblich, wird weicher, verflüssigt sich
- 3. Stadium (Resorption und Organisation): ab ca. 1 Woche, mehrere Wochen bis Jahre lange Ausbildung eines zystenähnlichen Defekts
- Übergänge der einzelnen Stadien können fließend verlaufen

Mikroskopie: Gewebe/Organ: Cortex
- im Infarktgebiet Gewebeauflösung[1], amorphe z.T. verflüssigte Masse
- vermindert angefärbte Nerven- und Gliazellen
- Nervenzellen mit Kernverlust (eosinophile Degeneration der Neuronen, sog. „red neurons"[2], eosinophile Zellnekrose) und ödematöser Randsaum mit perifokaler reaktiver Gliose
- Stadium der Resorption mit zahlreichen fettspeichernden Makrophagen („Fettkörnchenzellen")[3]

Ätiologie und Pathogenese: anämischer Hirninfarkt: vollständige und permanente Unterbrechung der Durchblutung meist nach embolischem Verschluss eines Arterienastes (Arteriosklerose, Endokarditis) oder Thrombose, selten Trauma, Tumor oder fibromuskuläre Dysplasie
- Komplette globale Ischämie: nicht durch Gefäßverschluß verursacht, gesamtes Gehirn betroffen, häufigste Ursache Herz- oder Atemstillstand (z.B. Kammerflimmern bei Myokardinfarkt, Status epilepticus, Ertrinkungsunfälle) oder Anästhesiezwischenfällen

Kolliquationsnekrose: Gewebeverflüssigung des nekrotischen Gewebes = Malazie
- überwiegend in lipidreichen Geweben (ZNS) oder bei bakterieller Besiedlung, vermutlich Folge heterolytischer und autolytischer Prozesse
- Autolyse: Verdau durch körpereigene Enzyme
- Heterolyse: Abbau durch bakterielle Enzyme

Präparat:	**Kolliquationsnekrose (Enzephalomalazie = Hirnerweichung)**
Färbung:	*Hämatoxylin - Eosin*

Stadienhafter Ablauf der Kolliquationsnekrose	
1. Stadium (frische Nekrose):	Dauer 0-3 Tage je nach Größe Gewebeschwellung und Erweichung des geschädigten Bezirks, in der Umgebung Gewebsödem, Einwanderung von Makrophagen und neutrophilen Granulozyten durch Schädigung der Blut-Hirn-Schranke im Nekrosegebiet möglich
2. Stadium (Erweichung, Kolliquation):	ab 2. Tag Einwanderung von Makrophagen im Nekrosegebiet, (zunächst in den Randbereich der Nekrose), die Myelinbruchstücke phagozytieren (lipidhaltige Vakuolen im Zytoplasma erkennbar = Fettkörnchenzellen)
3. Stadium (Organisation, Zystenbildung):	Kapillareinsprossung in der Randzone der Nekrose, Bildung von Glia- und Bindegewebe, dadurch partielle Abdeckung der Defektzone (reaktive Gliose), Dauer 4-8 Wochen bis zur postenzephalomalazischen Zyste, Gehirngewebe (Cortex) mit zentralem Hohlraum), gefüllt mit klarer Flüssigkeit = zystenähnlicher Defekt

Klinische Kurzinfo:

Apoplex (Schlaganfall)
- zerebrale Perfusionsstörung eines arteriellen Versorgungsgebiet durch thromboembolische Ereignisse oder Blutungen

Symptomatik: je nach geschädigtem Hirnareal
- **F**acial Expression: häufig unilateral veränderte Mimik, wie hängender Mundwinkel
- **A**rm Weakness: bei Armvorhalteversuch Unfähigkeit, den Arm oben zu halten
- **S**peech Difficulties: Sprachverständnis (Wernicke) oder Sprachproduktion (Broca) gestört
- **T**ime is Brain: bei Zutreffen eines der 3 oberen Kriterien sofortige Klinikeinweisung veranlassen

Diagnostik:
- akute Diagnostik: max. 5 min klinische Untersuchung zur Diagnosestellung, Schädel-CT (CCT) oder MRT zum Blutungsausschluss, um eine Thrombolyse durchführen zu können
- spätere Diagnostik: Ursachenforschung um Rezidive zu vermeiden EKG, Herzecho, Doppler-/Duplexsonographie der cerebralen Gefäße, CCT, MRT, Digitale Subtraktionsangiographie
- NIHSS zur standardisierten Initial- und Verlaufsbeurteilung neurologischer Defizite beim Schlaganfall

Therapie:
Akuttherapie
- Thrombolyse < 4,5 h nach Symptombeginn mit Alteplase (rekombinanter gewebespezifischer Plasminogenaktivator) durchführbar, sonst cerebrales Blutungsrisiko durch geschädigtes Gewebe zu hoch
- Thrombektomie < 6 h (bei ausgewählten Patienten bis 24 h) durchführbar

National Institute of Health Stroke Scale (NIHSS): **Schweregradeinstufung des Apoplex**	
Unterpunkte	
1. Bewusstsein	2. Horizontale Augenbewegungen
3. Gesichtsfeld	4. Gesichtslähmung (Fazialisparese)
5. Armmotorik	6. Beinmotorik
7. Ataxie	8. Sensorik
9. Sprache	10. Dysarthrie
11. Neglect	

Nekrose

Präparat: Verkäsende Nekrose – Lymphknotentuberkulose
Färbung: *Hämatoxylin - Eosin*

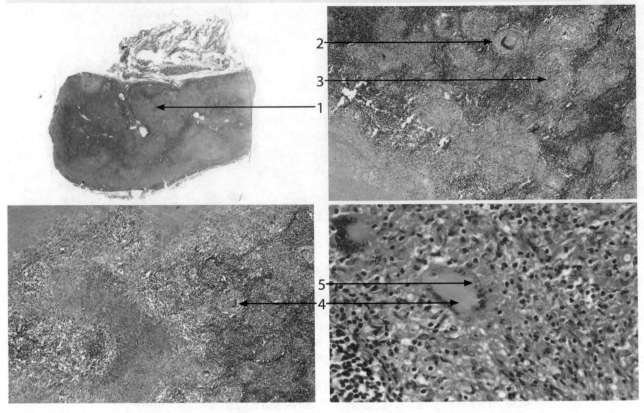

Makroskopie: landkartenartige, weißlich, käsige (Frischkäse-ähnlich), bröckelige (,krümelige') Areale auf der Schnittfläche vergrößerter Lymphknoten
- häufig Kapselüberschreitung mit Konglomeratbildung = ,verbackenene' Lymphknoten
- Komplikation: Einbruch in Nachbarstrukturen, Fistelbildung zur Hautoberfläche

Mikroskopie: Gewebe/Organ: Lymphknoten
- landkartenartig konfluierende eosinophil-rote kernlose Nekrosebezirke[1]
- pallisadenartige Anordnung von Histiozyten randlich der Nekrose (Histiozytenwall)[2]
- typische (vitale) granulomatöse Reaktion (Granulom vom Tuberkulosetyp)[3]
- Epitheloidzellen, mehrkernige Riesenzellen vom Langhanstyp[4] (auch Epitheloidriesenzellen, hufeisen-förmige Anordnung der Zellkerne (ZK) oder ZK an einem Pol konzentriert)
- Epitheloidzellen und mehrkernige epitheloide Riesenzellen: Sonderform von aktiven Makrophagen
- Zellkerne sind elongiert, Schuhsohlen-ähnlich[5]
- in der H.E.-Färbung Mykobakterien nicht sichtbar, zum Nachweis Sonderfärbungen (Auramin-Rhodamin, Ziehl-Neelsen) erforderlich!

Ätiologie und Pathogenese:
- 30% der Weltbevölkerung mit latenter Infektion, häufig durch aerogene Übertragung
- T-Zell vermittelte Abwehrreaktion auf Mykobakterien, insbesondere gegen mykobakterielle Zellwand-bestandteile
- Makrophagen phagozytieren M. tuberculosis und können dieses aufgrund des CORD-Faktors (Lipidschicht) nicht abbauen
- Makrophagen → Aktivierung → Epitheloidzellen → Ausbildung mehrkerniger (epitheloider) Riesenzel-len vom Langhans-Typ

Nekrose

Präparat:	**Verkäsende Nekrose – Lymphknotentuberkulose**
Färbung:	*Hämatoxylin - Eosin*

Klinische Kurzinfo:
Tuberkulose (Tbc):
- Infektion durch das Mycobacterium tuberculosis
- B-Symptomatik: Fieber, Nachtschweiß, ungewollter Gewichtsverlust
- Meldung an das Gesundheitsamt nach klinischer oder laborchemischer Diagnose erforderlich

klassische pulmonale Manifestation: produktiver Husten mit/ohne Blutbeimengungen ohne Ansprechen auf symptomatische Therapie

bei Immunsuppression Reaktivierung der Infektion und extrapulmonaler Befall der Organe möglich
Wechselseitige Beschleunigung bei Koinfektion mit HIV

Diagnostik:
Reiseanamnese, Röntgen-Thorax, γ-Interferon-Test, Tuberkulin-Test

Diagnosesicherung:
- direkter Erregernachweis in der Mikroskopie
- Erreger-Anfärbung mit Ziehl-Neelsen-Färbung (säurefeste Stäbchenbakterien)
- Anzucht auf Löwenstein-Jensen-Agar
- Mykobakterien-DNA-Nachweis mittels Polymerasekettenreaktion (PCR)

Therapie:
Bakterien mit besonderen Resistenz-Eigenschaften gegenüber Medikamenten: langwierige und nebenwirkungsträchtige Kombinationstherapie notwendig

Erstlinientherapie der Tbc		
Wirkstoffe	**Nebenwirkungen**	**Therapiedauer**
Isoniazid	Hepatotoxizität, Neurotoxizität (Reduktion der NW durch Vit B6- Substitution), Optikusneuritis, Polyneuropathie, Hämolyse/aplastische Anämie)	6 Monate
Rifampicin	Hepatotoxizität, Rotfärbung von Körperflüssigkeiten/ Urin, Hämolyse)	6 Monate
Ethambutol	Optikusneuritis, Hyperurikämie	2 Monate
Pyrazinamid	Hepatotoxizität, Arthralgien, Myopathien, Hyperurikämie)	2 Monate

Präparat:	Enzymatische tryptische Fettgewebsnekrose (akute hämorrhagisch-nekrotisierende Pankreatitis) *Hämatoxylin - Eosin*
Färbung:	

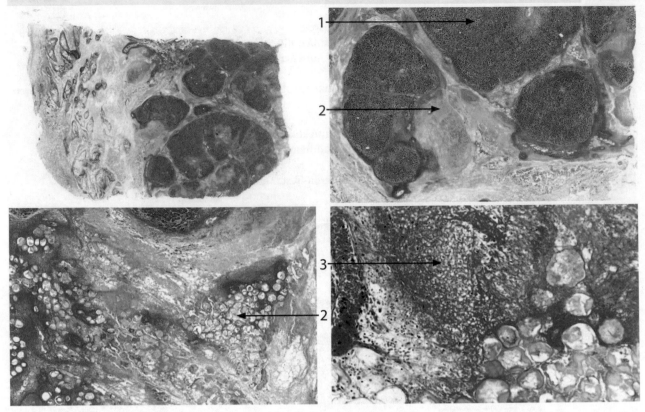

Makroskopie: schwere Form der akuten Pankreatitis mit Fettgewebsnekrosen und ödematös geschwollenem Parenchym
- verwaschene Läppchenzeichnung und ausgedehnter Zerfall des dann braun-roten bis schwarzen Gewebes (bunte Schnittfläche)
- „kalkspritzerartige" Herde im retroperitonealen Fettgewebe und Omentum majus, (blutiger) Aszites

Mikroskopie: Gewebe/Organ: vitales Pankreasgewebe mit exo- und endokrinem Anteil im Randbereich
- regelhaftes Pankreasgewebe[1] erkennbar, vorwiegend kapselartig das Pankreasparenchym umgebende ausgedehnte autodigestive (lipolytische) Fettgewebsnekrosen[2] (Kalkseifenbildung: Fettsäuren und Kalzium), diese sind zumeist areaktiv (d.h. Entzündungszellen fehlen)
- zusätzlich hämorrhagische Nekrosen[3]

Ätiologie und Pathogenese: akute Pankreatitis mit 45% häufig biliärer (Gallensteine, Karzinome etc.), gefolgt von 35% alkoholindu-zierter und 15% idiopathischer Genese
- Selbstverdauung (Autodigestion) des Organes durch Freisetzung aktiver Verdauungsenzyme und Vasodilatation, Ödembildung, Blutung (Pankreatitis)
- bei schwerem Verlauf: Fettgewebsnekrose mit Freisetzung der Fettsäuren und Kalkseifenbildung mit Kalziumionen (Saponifikation)
- Fettgewebsnekrose: Sonderform der Kolliquationsnekrose

Klinische Kurzinfo: Symptome: gürtelförmiger Oberbauchschmerz mit Schmerzprojektion in den Rücken, typischer Gummi-bauch, mögliche klinische Zeichen sind das Grey-Turner-, Cullen- und Fox-Zeichen

Diagnostik: Labor: Lipase, Amylase, CRP, ALT, Kalzium (korrelliert mit Schwere)
- Einschätzung der Schwere anhand des Ranson (nur Alkohol induzierte)-/ Glasgow Scores (gilt für Alkohol und Stein induziert Pankreatitiden)
- initial sonographische Abklärung, CT-Bildgebung sollte anhand der Atlanta Kriterien später erfolgen

Therapie: Flüssigkeitssubstitution (60-160ml/kg/24h), Analgesie, Beseitigung der Ursache (ERCP bei Stein)

Nekrose

Präparat:	**Feuchte Gangrän (bei Diabetes mellitus)**
Färbung:	*Hämatoxylin - Eosin*

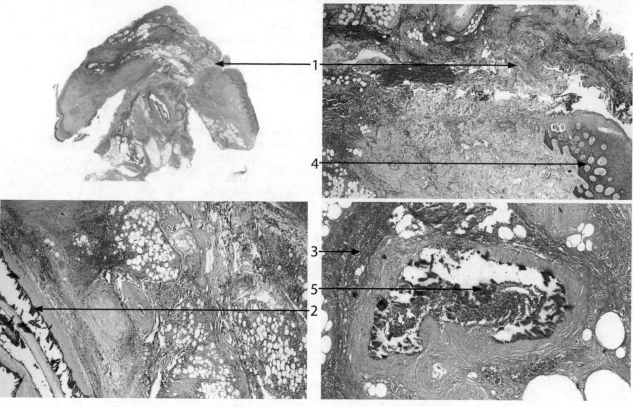

Makroskopie: Gangrän: Sonderform der Nekrose, wobei betroffenes Gewebe wie schwarz verbrannt erscheint. Unterschieden wird eine trockene Gangrän und eine feuchte Gangrän. Wenn die trockene Gangrän von Fäulnisbakterien befallen wird und es sekundär zur Entzündung und Gewebeverflüssigung kommt, spricht man von feuchten Gangrän.

Mikroskopie: Gewebe/Organ: Haut, Unterhaut und Knochengewebe
- ulzeröser Hautdefekt[1] mit tief reichender Entzündung und Nekrosen des Haut- und Unterhautfettgewebes bis zum Knochengewebe[2]
- Zellkern-Verlust mit verwaschenen Zellgrenzen
- granulozytäre Reaktion → Einwanderung von neutrophilen Granulozyten[3] als entzündliches Infiltrat
- Bakterienkolonien im Randbereich
- reaktive Epidermishyperplasie mit verdickter Basalzellschicht und Akanthose[4] (Vedickung des Stratom spinosums)
- stenosierende und verkalkende Arteriosklerose (Fibrosklerose)[5]

Ätiologie und Pathogenese: Sonderform der Koagulationsnekrose aufgrund Hypoxie
- Ursachen: Durchblutungsstörung durch beispielsweise periphere arterielle Verschlusskrankheit, diabetische Polyneuropathie mit Mikro- und Makroangiopathie, Morbus Bürger
- trockene Gangrän: Koagulationsnekrose + Eintrocknung (Mumifizierung)
- feuchte Gangrän: Koagulationsnekrose + sekundäre Besiedlung durch Fäulniserreger (Anaerobier)
- Schwarzfärbung des Gewebes wird verursacht durch Bindung von Schwefel an Hämoglobin, sog. Sulfhämoglobin

Nekrose

| **Präparat:** | **Feuchte Gangrän (bei Diabetes mellitus)** |
| *Färbung:* | *Hämatoxylin - Eosin* |

Klinische Kurzinfo: periphere arterielle Verschlusskrankheit (pAVK)
- häufige Ursachen: Arteriosklerose, Rauchen, Diabetes
- chronisches Krankheitsgeschehen mit verminderter peripher arteriellen Perfusion durch Stenose oder Okklusion
- häufige Lokalisation: untere Extremität an der Außenseite (Melleolus lateralis)
- klinische Äußerung als Claudicatio intermittens, Kälte- und Schächegefühl
- in fortgeschrittenen Stadien: Gangrän

Diagnostik: Diagnostik: Duplexsonographie, Angiographie, Knöchel-Arm-Index
- Knöchel-Arm-Index (Ankle-Brachial-Index, ABI) zur Bewertung des Schweregrades der pAVK

ABI- Wert	Schweregrad pAVK
> 1,3	Falsch hohe Werte (Verdacht auf Mediasklerose)
> 0,9	Normalbefund
0,75 - 0,9	Leichte pAVK
0,5 - 0,75	Mittelschwere pAVK
< 0,5	Schwere pAVK

Therapie: Therapie: ASS oder Clopidogrel, Statine, bis Stadium II Gehtraining, Chirurgie/interventionelle Behandlung ab Fontaine II möglich

Fontaine- Klassifikation		Rutherford- Kategorien		
Stadium	Klinik	Grad	Kategorie	Klinik
I	Beschwerdefreiheit	0	0	symptomlos
IIa:	Beschwerdefreie Gehstrecke > 200m	I	1	leichte Claudicatio intermittens
IIb	Beschwerdefreie Gehstrecke < 200m	I	2	mäßige Claudicatio Intermittens
		I	3	schwere Claudicatio Intermittens
III	Ischämischer Ruheschmerz	II	4	ischämischer Ruheschmerz
IV	Ulkus/Gangrän	III	5	kleinflächige Nekrose
		III	6	großflächige Nekrose

Präparat:	**Abscheidungsthrombus, „weißer Thrombus"**
Färbung:	*Hämatoxylin - Eosin*

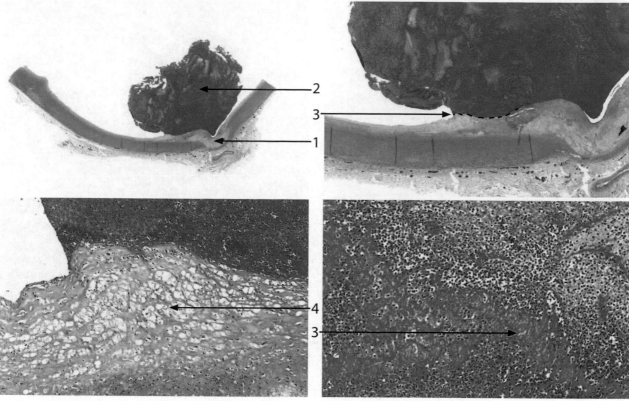

Makroskopie: Thrombusmorphologie: grau-weiß, brüchig, geriffelte Oberfläche

Mikroskopie: Gewebe/Organ: Arterie[1]
- Arterienanschnitt mit Parietalthrombus[2] dem Endothel z.T. anhaftend (Verbindung zur Gefäßwand!)[3]
- an Grenze zwischen Thrombus und Intima → Histiozyten (Gewebsmakrophagen)[4]
- z.T. subendotheliale Fibrose → beginnende Fibroblastenvermehrung und Kapillareinsprossungen auf luminaler Seite - geschichteter „korallenstockartiger" Thrombus
- abwechselnd Plättchen, Leukozyten, kaum Erythrozyten, jeweils mit Fibrin
- Plättchen nicht einzeln erkennbar → homogene Masse durch Aggregation[5]

Ätiologie und Pathogenese: Entstehung bei endothelialer Gefäßwandschädigung wie der Arteriosklrose/Atherosklerose
- bei fließendem Blutstrom (wichtig, da peripher Thrombozyten und zentral Erythrozyten) → Thrombozytenaktivierung und Anlagerung (Aggregation) an Endothel → Aktivierung des Gerinnungssysstems mit Fibrinbildung → weiße Thromben sind fibrinreich
- typischerweise im arteriellen System oder in den Herzkammern/-vorhöfen

Klinische Kurzinfo:
- Komplikation: arterielle Thrombose mit Gefäßverschlüssen, Organinfarkten
- Prophylaxe für arterielle Thromben: Thrombozytenaggregationshemmer (ASS, Clopidogrel)

© Springer-Verlag GmbH Deutschland, ein Teil von Springer Nature 2019
J. Claus et al., *Kurs Allgemeine Pathologie*, https://doi.org/10.1007/978-3-662-59356-1_5

4

Präparat:	Gerinnungsthrombus, „roter Thrombus"
Färbung:	*Hämatoxylin - Eosin*

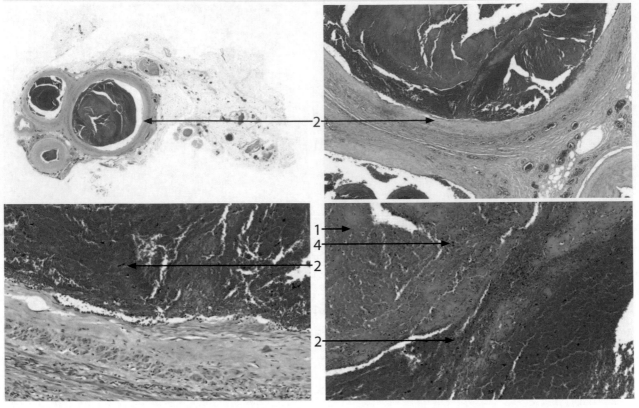

Makroskopie: Thrombusmorphologie: düsterrot, glatte Oberfläche
    ▬ nur geringe Haftung an Gefäßwand

Mikroskopie: Gewebe/Organ: venöses Gefäß
    ▬ roter Thrombus = Erythrozyten-reich
    ▬ thrombotische Verlegung des gesamten Lumens
    ▬ roter Thrombus entspricht verfestigter Blutsäule (reichlich Erythrozyten im Fibrinfilz[1])
    ▬ verschiedene Blutbestandteile sind durchmischt
    ▬ keine Verbindung zur Gefäßwand[2]
    ▬ Erythrozyten nicht mehr voneinander abgrenzbar → eosinophile rote homogene Masse[3], in dieser sind
      Leukozyten[4] verteilt

Ätiologie und Pathogenese: meist nach Gefäßverschluss/Verlangsamung (Stase) des Blutflusses und anschließende Aktivierung des Gerinnungssystems
    ▬ keine Anhaftung an die Gefäßwand, meist im venösem System
    ▬ „der rote Thrombus entsteht in der Windstille - ein Hauch trägt ihn davon"

Phlebothrombose (tiefe Beinvenenthrombose) entsteht im Rahmen der Virchow-Trias:
    ▬ 1. Gefäßwandschädigung
    ▬ 2. Veränderung der Blutzirkulation (reduzierte Strömungsgeschwindigkeit/Stase)
    ▬ 3. Hyperkoagulabilität des Blutes

Klinische Kurzinfo: Symptome:
    ▬ Schwellung/Umfangsvermehrung, Überwärmung, Druckschmerz, Zyanose
    ▬ klinische Thrombose Zeichen: Homans-Zeichen, Meyer-Zeichen Payr-Zeichen

Präparat:	**Gerinnungsthrombus, „roter Thrombus"**
Färbung:	*Hämatoxylin - Eosin*

Diagnostik: Farbduplex-Kompressionssonographie ist Goldstandard, D-Dimere (sehr sensibel, wenig spezifisch)

Klinische Zeichen

Name	Durchführung
H omans-Zeichen	Wadenschmerz bei Dorsalextension des Fußes
M ayer-Zeichen	Wadenkompressionsschmerz entlang der Mayer-Druckpunkte
P ayer-Zeichen	Fußsohlenschmerz bei Druck auf mediale Fußsohle
Beinumfänge	Seitendifferenz von > 3 cm
Merkspruch: **H** ebeln! **M** assieren! **P** ieken!	

Risikostratifizierung einer Venenthrombose mittels Wells-Score (Wells et al. 1995)

Klinik	Score
aktive Tumorerkrankung (laufende Behandlung oder in den letzten 6 Monaten oder palliativ)	+1
Paralyse, Parese oder kürzliche Immobilisation der unteren Extremität	+1
Bettruhe von >3 Tagen und/oder größerer chirurgischer Eingriff (≤ 4 Wochen)	+1
lokalisierte/r Schmerz/Verhärtung entlang der tiefen Beinvenen-Verteilung	+1
Oberschenkel- und Wadenschwellung (Messung!)	+1
Wadenschwellung >3cm zur Gegenseite (10cm gemessen unterhalb der Tuberositas tibiae)	+1
eindrückbares Ödem am betroffenen Bein	+1
oberflächliche unilaterale Kollateralvenen	+1
TVT Vorgeschichte in der Anamnese	+1
alternative Diagnose mindestens genauso wahrscheinlich wie TVT	+1
≥ 2 Punkte hohe Wahrscheinlichkeit für TVT	

Therapie:
- therapeutischer Antikoagulation für > 5 d mit niedermolekularem Heparin oder Fondaparinux oder direkten oralen Antikoagulantien (Rivaroxaban, Apixaban)
- chirurgische oder interventionelle Thrombektomie

Präparat:	Hyaliner Thrombus (disseminierte intravasale Gerinnung)
Färbung:	Hämatoxylin - Eosin

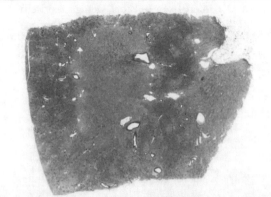
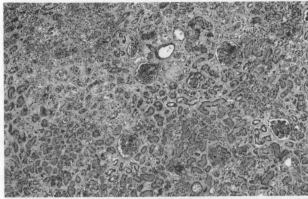
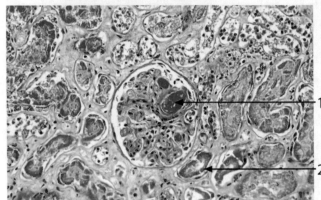
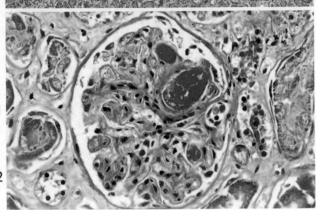

Makroskopie: keine spezielle Makroskopie bzgl. der Niere, ggf. Schockzeichen mit Abblassung der Nierenrinde und blutreichem, düsterroten Nierenmark

Mikroskopie: Gewebe/Organ: Niere
- hyaline Thromben in Glomeruli-Schlingen[1]
- von griech. "Hyalinos" = "Glas"→ homogen durchscheinend (eosinophil)
- meist in Kapillaren, homogene Masse aus Thrombozyten und Fibrin
- das Lumen ausfüllender Thrombus
- Tubulusnekrosen, ghost cells der Tubuli[2] ohne Nucleus

Ätiologie und Pathogenese: Hyaliner Thrombus in ausgewogenen Anteilen aus Fibrin und Thrombozyten
- Entstehung im Rahmen einer Disseminierten Intravasalen Gerinnung (DIC), Gewebsverbrennung in Endstromgebieten (Kapillaren, Venolen, Arteriolen)

Klinische Kurzinfo: Disseminierte Intravasale Koagulopathie (DIC)
- im Rahmen einer Sepsis, eines Schockgeschehens, Dialyse → Freisetzung von Faktor II Aktivatoren (Prothrombin) → Mikrothrombenbildung durch Aktivierung des Gerinnungssystems → Verbrauch der Gerinnungsfaktoren → gleichzeitige Blutungsneigung und Thrombose

Diagnostik: Thrombozytenabfall, Fibrinogen- und AT-III-Mangel, Fibrinmonomere erhöht

Therapie: Antikoagulation in der Frühphase, später Substitution von Gerinnungsfaktoren und Thrombozyten

Präparat:	**Lungenarterienthrombembolie, Lungenarterienembolie (LAE)**
Färbung:	*Hämatoxylin - Eosin*

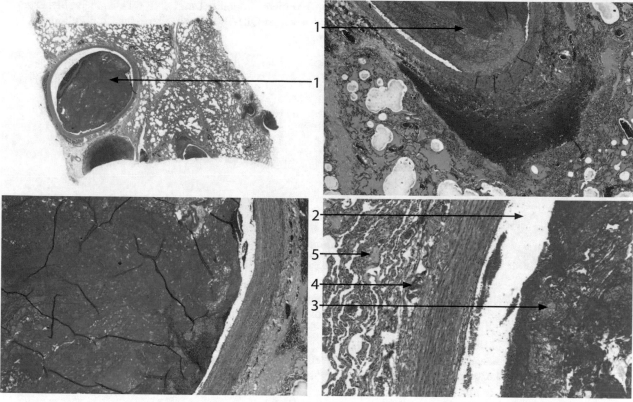

Makroskopie:
- periphere Thromboembolie: Verschluss peripherer Lappen- oder Segmentarterien
- zentrale Thrombembolie: Verschluß des Truncus pulmonalis oder beider Hauptäste
- schwarzrote (frische) oder braunrote (ältere) Thromben
- nach Organisation und Rekanalisation sog. „Strickleitern" (intravasale Narbenstränge)

Mikroskopie: Gewebe/Organ: Lunge
- Lungengewebe mit frischen Thromben[1] in Gefäßanschnitten
- Lungenparenchym mit Blutgefäßen (Lungenarterie) und intravasalem gemischtem Thrombus
- z.T. geschichtete Thromben aus Fibrin und Erythrozyten
- evtl. ältere Thromben mit randständiger Organisation (neutrophile Granulozyten, Fibroblasten)
- Thrombus füllt Blutgefäß nicht komplett aus → Schrumpfungsartefakt[2]
- Anteile des weißen Thrombus → Fibrinnetze[3]
- verbreitert scheinende Alveolarsepten durch Erweiterung/Hyperämie der Kapillaren[4]
- Lungenödem[5]

Ätiologie und Pathogenese: Lungenarterienembolie: Verschluss einer oder mehrerer der hauptversorgenden Arterienäste der Lunge durch thromboembolisches Ereignis
- häufig durch tiefe Beinvenenthrombose (TVT), Knochenmarks-, Knochenzement-, Fettembolie
- seltener septische Embolie, Luftembolie, Tumorembolie etc.

Klinische Kurzinfo: Symtomatik: häufig akut einsetzend
- Dyspnoe, Tachykardie, Tachypnoe, Thoraxschmerzen, Hämoptysen, Stauung der Vv. jugulares
- fehlende Symptomatik möglich, Übersehen möglich!

Kreislaufstörungen

Präparat: **Lungenarterienthrombembolie, Lungenarterienembolie (LAE)**
Färbung: *Hämatoxylin - Eosin*

Diagnostik: Erfassung der Anamnese und Vitalzeichen, D-Dimere, Troponin-T und BNP, CT-Angiographie, Echokardiographie, EKG (Rechtsherzbelastungszeichen: SI-QIII-Typ, Rechtsschenkelblock, P-Pulmonale, T-Negativierungen, ST-Streckenveränderungen)

Risikostratifizierung einer Lungenembolie mittels Wells-Score (Wells et al. 1998)		
Klinik	Original	Score (vereinfacht)
klinische Zeichen einer TVT	+3	+1
alternative Diagnose unwahrscheinliher als LAE	+3	+1
Tachykardie >100 Schläge/Minute	+1,5	+1
frische Operation (vor ≤4 Wochen) oder Immobilisation (≥ 3 Tage)	+1,5	+1
frühere TVT oder LAE	+1,5	+1
Hämoptyse	+1	+1
Tumorerkrankung	+1	+1
0 - 4 Punkte (original)/0 - 1 Punkte (vereinfacht): Vorliegen einer LAE unwahrscheinlich **≥ 5 Punkte (original)/≥ 2 Punkte (vereinfacht): Vorliegen einer LAE wahrscheinlich**		

Therapie:
- halbsitzende Lagerung, Sauerstoffgabe unter pulsoxymetrischer Kontrolle
- Anxiolyse und Analgesie bspw. mit Opioiden oder Diazepam

weiterführend:
- Antikoagulation: unfraktioniertes Heparin, niedermolekulares Heparin, Fondaparinux, Direkte Orale Antikoagulantien (DOAK wie Rivaroxaban, Apixaban)

Unterscheidung in:
leichte Lungenembolie ohne hämodynamische Instabilität:
- therapeutische Antikoagulation für 3-6 Monate mit Vit-K-Antagonisten oder Direkten Oralen Antikoagulantien (Rivaroxaban, Apixaban)

massive Lungenembolie mit hämodynamischer Instabilität:
- rekanalisierende Maßnahmen mit systemischer Thrombolyse (Alteplase) oder lokaler Katheterlyse oder interventioneller Thrombektomie

Präparat:	**Hämorrhagischer Lungeninfarkt**
Färbung:	*Hämatoxylin - Eosin*

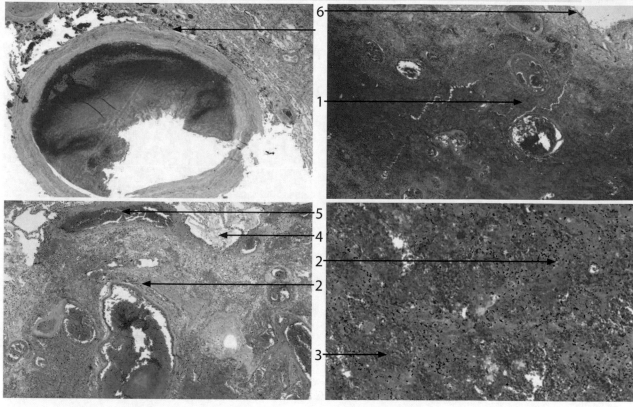

Makroskopie: frischerer Lungeninfarkt: typischerweise subpleural gelegenes, keilförmiges, geschwollenes schwarzrotes Nekroseareal, Spitze weist zum Hilus, begleitende fibrinöse Pleuritis

Mikroskopie: Gewebe/Organ: Lunge
- annähernd, keilförmiges eingeblutetes Areal[1], hier Zellstrukturen kaum noch erkennbar
- Nekrosen der Alveolarsepten mit Entzündungszellinfiltration[2]
- intraalveoläre Hämorrhagien[3]
- gemischter Thrombus an der Spitze der Infarktzone
- nicht vom Infarkt betroffenes Lungenparenchym außerhalb des Infarktbereiches mit Stauungszeichen (intraalveoläres Lungenödem[4], Flüssigkeit in Alveolarräumen, Hyperämien[5])
- fibrinöse Pleuritis im Randbereich[6]

Ätiologie und Pathogenese: Gefäßversorgung der Lunge:
- Vasa privata: Aa. bronchiales (Aorta)
- Vasa publica: Aa. pulmonales (Herz)

normalerweise reicht die Perfusion durch Aa. bronchiales bei Verschluss der Aa. pulmonales aus (kein Infarkt!); erst bei gleichzeitiger Linksherzinsuffizienz (Stauung der V. pulmonalis) kommt es zur Gewebsnekrose mit zusätzlicher Sickerblutung aus den Vasa privata (=hämorrhagischer Infarkt)

Klinische Kurzinfo: Siehe LAE

5

Präparat:	**Arteriosklerose der Aorta (Atherosklerose)**
Färbung:	*Hämatoxylin - Eosin*

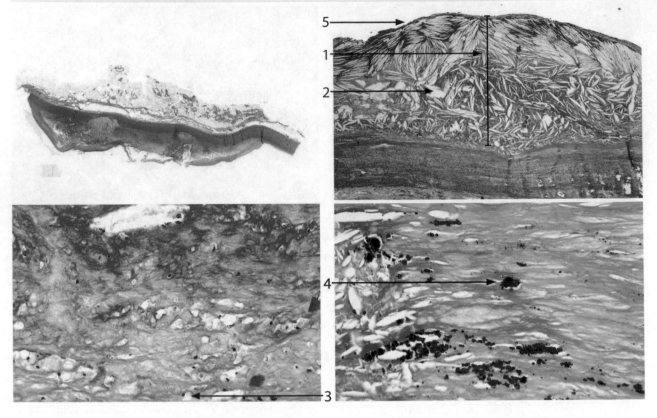

Makroskopie:	Aorta mit synchronen Veränderungen in Form von gelblichen Plaques (erhabene gelblich braune Flecken), sowie ulzerierten und/oder kalzifizierten Atherombeeten und Verhärtung (=Sklerose) des betroffenen Gefäßabschnittes erkennbar
Mikroskopie:	▪ Lipidflecken: Frühläsion aus gelblichen, streifenförmigen Fetteinlagerungen ▪ arteriosklerotische Plaque: Intimaverdickung mit Lipidakkumulation in Schaumzellen ▪ rupturierte Plaque: Deckplattenruptur mit Freilegung des subendothelialen Bindegewebe → Thrombus

Gewebe/Organ: Aorta
▪ Verbreiterung der Intima/Fibrose der subendothelialen Schicht[1]
▪ im subendothelialen Bindegewebe eingelagerte Cholesterinkristalle[2] bzw. Nadel-förmige Hohlräume (durch Fixationsprozess herausgelöstes Cholesterin) entsprechen Atheromen (beetartige Ansammlungen von Fetten/Cholesterinkristallen)
▪ zusätzlich Histiozyten und Schaumzellen[3] (= Lipid-speichernde Makrophagen) häufig am Rand des Atherombeets erkennbar
▪ herdförmige Kalzifikationen[4]/Kalkeinlagerungen, z.T. Blutauflagerungen (bei Ruptur des Plaques)
▪ fibröser Kappe/Deckel[5] des Atherombeetes = Deckplatte (je dünner, desto größer ist das Rupturrisiko)

Ätiologie und Pathogenese:	Arteriosklerose: chronischer Prozess mit Gefäßwanddegeneration durch pathologische Einlagerung von Fett, Cholesterin, Proliferation glatter Muskelzellen und extrazelluläre Matrixbildung. Entstehung sog. atherosklerotischer Plaques im „response to injury"-Modell ▪ Durch die extrazelluläre Matrixbildung (kollagene Matrix) kommt es zur Verhärtung der Arterie (=Arteriosklerose), Verlust elastischer Fasern und ggf. Gefäßwandschwächung.
Klinische Kurzinfo:	▪ Risikofaktoren: Rauchen, Adipositas, Diabetes, Hypertonie, Dyslipidämie, Inaktivität, Depression, etc. ▪ Folgen: Koronare Herzkrankheit, Myokardinfarkte, Aneurysma (siehe Mediandegeneration Erdheim-Gsell) Prävention: Maßnahmen zur Vermeidung der Risikofaktoren ▪ Rauchstopp, Blutdruckeinstellung, Gewichtsreduktion, Ernährungsumstellung, Sport, Stressreduktion

© Springer-Verlag GmbH Deutschland, ein Teil von Springer Nature 2019
J. Claus et al., *Kurs Allgemeine Pathologie*, https://doi.org/10.1007/978-3-662-59356-1_6

Präparat: **Stenosierende Koronararteriensklerose**
Färbung: *Hämatoxylin - Eosin*

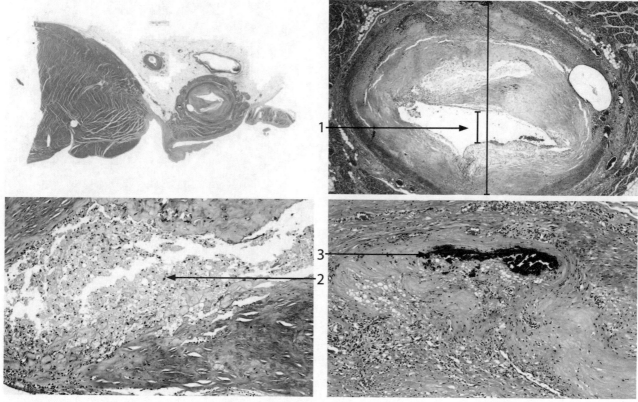

Makroskopie: Koronararterie mit Lumeneinengung und Verhärtung

Mikroskopie: Gewebe/Organ: Koronargefäße
- mikroskopische Befunde wie Arteriosklerose
- Lumeneinengung und ggf. Totalverschluß des Gefäßlumens[1]
- Verbreiterung/Auflockerung der Intima und Fibrose
- Koronarsklerose: herdförmige und über kürzere oder längere Strecken nachweisbare lipoide Plaques mit Schaumzellen[2], Atherombeeten ggf. mit Ulzeration und ggf. zusätzlicher Thrombose, Fibrosklerosen, Verkalkungen[3]
- konzentrische oder exzentrische Koronarsklerose

Ätiologie und Pathogenese: Siehe Aortensklerose
- mit zunehmender Lumeneinengung schränkt sich die Koronarreserve ein
- ab 75% Lumeneinengung besteht eine funktionell relevante Stenose
- ab 50% Hauptstammeinengung besteht eine funktionell relevante Stenose

Klinische Kurzinfo: Siehe KHK und akuter Myokardinfarkt
- Symptome: progrediente belastungsabhängige thorakale Schmerzen (stabile Angina pectoris)

Präparat: Mukoid-zystische Mediadegeneration Erdheim-Gsell
Färbung: *Hämatoxylin - Eosin*

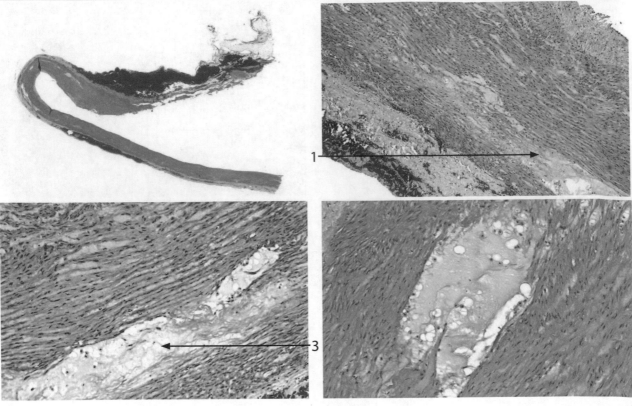

Makroskopie: möglicherweise ist eine Dilatation des Aortenlumens erkennbar

Mikroskopie: Gewebe/Organ: Aorta
- Texturstörung in der Tunica media mit Auflockerung des Gewebes[1]
- Verlust von Muskelzellen
- Vermehrung der basophilen Grundsubstanz[2] ("mucoid" von mucus = Schleim; -oideus = ähnlich)
- Schaumzellen[3]
- keine Entzündung
- Fragmentierung elastischer Fasern in der H.-E. nicht erkennbar (Anfärbung mittels Elastika-Färbung)

Ätiologie und Pathogenese: Zystische Mediadegeneration Erdheim-Gsell: Untergang/Fragmentierung elastischer Fasern und glatter Muskulatur in der Tunica media in großen Arterien. Die Aorta ist häufig betroffen
- prädispositioniert für eine Aortendissektion oder ein Aneurysma
- Ursachen: idiopathisch, Marfan-Syndrom

Klinische Kurzinfo: Aortendissektion:
- Ursachen: arterieller Hypertonus, Arteriosklerose, Aortitis, Vaskulitis, Mediadegeneration Erdheim-Gsell, Trauma, Bindegewebserkrankungen (Marfansyndrom, Ehlers-Danlos-Syndrom)
- Häufigkeitsverteilung: Aorta ascendens 65%, descendens 20%, abdominalis 10%, Arcus aortae 5%

Symptome: „Vernichtungsschmerz", plötzliche stärkste Brust-/Rücken-, Bauchschmerzen
- Schmerzwanderung durch Progress der Dissektionsmembran nach kaudal

Diagnostik: Sonographie, CT, MRT, Angiographie

Therapie: Blutdruckeinstellung, chirurgische Gefäßprothese, Endovaskuläre Aortenreparatur (EVAR)
- OP Indikation: symptomatisches Aneurysma, asymptomatisches Aneurysma >5,5 cm, Größenzunahme > 0,5 cm/6 Monate

Präparat: **Mukoid-zystische Mediadegeneration Erdheim-Gsell**
Färbung: *Hämatoxylin - Eosin*

Aneurysma Einteilung nach Lokalisation

DeBakey I (60%)	Stanford A	Aneurysma mit Beteiligung der Aorta ascendens und descendens (Gefahr Perikardtamponade)
DeBakey II (15%)		Aneurysma der Aorta ascendens
DeBakey III (25%)	Stanford B	Aneurysma der Aorta descendens

Merkspruch DeBakey Klassifikation: **BAD**
B: Beide Aorta ascendens + descendens (Typ I)
A: Aorta ascendens (Typ II)
D: Aorta descendens (Typ III)

Aneurysma Einteilung nach Form

Aneurysma verum	Aussackung gesamter Gefäßwand mit allen Schichten (Tunica intima, media und adventitia)
Aneurysma dissecans	Riss der Tunica intima mit Bildung eines falschen Lumens innerhalb der Gefäßwandschichten
Aneurysma spurium/ falsum	Austritt von Blut aus einer Gefässleckage mit Hämatombildung, später Organisation dieses Hämatomes in ein neues falsches Lumen neben dem Gefäß

Blutgefäße und Herzinfarkt

Präparat: **Akuter Myokardinfarkt**
Färbung: *Hämatoxylin - Eosin*

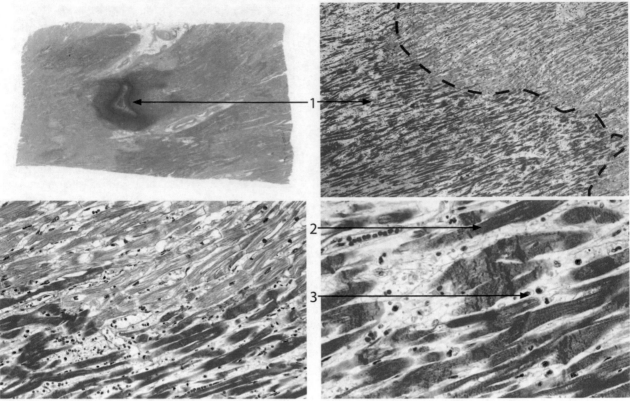

Makroskopie: lehmgelbe Infarktzone und hämorrhagischer Randsaum

Mikroskopie: Gewebe/Organ: Myokard
- stark eosinophiler Infarktbereich[1]
- Koagulationsnekrose der Kardiomyocyten (kernlos)[2] mit Verlust der Querstreifung und homogen eosinophilem Zytoplasma[2]
- Einwanderung von neutrophilen Granulozyten[3], Fibrin

Ätiologie und Pathogenese: Akutes Koronarsyndrom: akute Myokardischämie durch Hypoxie, kann Grundlage von Herzrhythmus-störungen sein; Ursprung ist meist die koronare Herzkrankheit (KHK) durch Arteriosklerose, Einteilung in instabile Angina pectoris, Nicht-ST-Hebungsinfarkt (NSTEMI) und ST-Hebungsinfarkt (STEMI)

Klinische Kurzinfo: Symptome: Angina pectoris, Schmerzausstrahlung (retrosternal > linksthorakal > linker Arm > linke Schulter > Hals, Unterkiefer, Rücken > Epigastrium), Dyspnoe, Schweißausbrüche

Diagnostik: EKG, Troponin-T/-I, Myoglobin, CK-MB, LDH, Koronarangiographie

Therapie: MONA-LYSE (Morphin, Sauerstoff (Oxygen), Nitrate, Aspirin, Herzkatheter/Lyse)

Zeitraum nach akutem Myokardinfarkt	Mikroskopische Veränderungen
nach frühestens 1h	Myokardfaserödem
nach frühestens 4h	Querstreifungsverlust der Kardiomyozyten, homogen eosinophiles Zytoplasma
nach frühestens 4-8h	Einwanderung von Granulozyten, Zerfall von Muskelfasern (Sarkolysis)
nach ca. 24h	erst hämorrhagischer, dann leukozytärer Randsaum
nach 3-4d bis Wochen	Bildung Granulationsgewebe → Fibrose → bindegewebige Narbe

Blutgefäße und Herzinfarkt

Präparat:	Myokardinfarktnarbe
Färbung:	*Domagk*

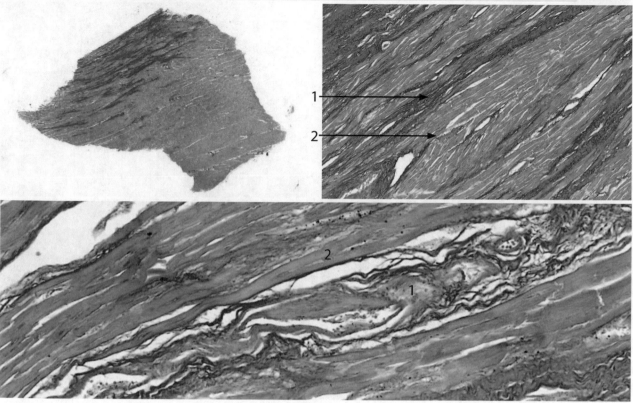

Makroskopie: grauweiße Schwiele

Mikroskopie: Gewebe/Organ: Myokard
- rotes Gewebe: kollagenfasriges Bindegewebe/frühere Nekrose[1]
- gelb/braunes Gewebe: Kardiomyozyten[2]

Ätiologie und Pathogenese: Ursache: Myokardinfarkt, Myokardischämie
- Myokardinfarkt → Einwanderung von neutrophilen Granulozyten und Makrophagen → Phagozytose und Freisetzung von Mediatoren (fibroblast growth factor) → Fibroblasten wandern ein → Beginn des Remodelings in den infarzierten Bereichen → fibrotischer Umbau (Narbe)

Klinische Kurzinfo: siehe akuter Myokardinfarkt

6

Präparat:	**Akute Appendizitis**
Färbung:	*Hämatoxylin - Eosin*

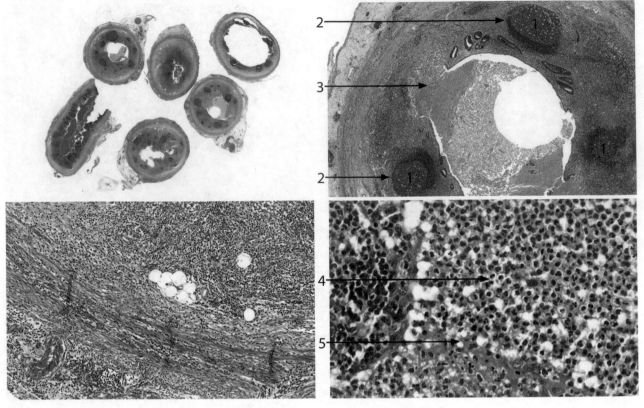

Makroskopie:
- grau-weiße Auflagerungen auf der Serosa
- matte Serosa: normal glänzende Serosa-Oberfläche
- Gefäßinjektion, Wand wegen entzündungsbedingtem Ödem ‚sulzig'
- ggf. Lumenerweiterung und eitriges Sekret im Lumen

Mikroskopie:
Gewebe/Organ: Appendix vermiformis (GIT und lymphatisches Gewebe)
- Schleimhaut vom kolorektalen Typ, Tela submucosa, Muscularis propria, Subserosa, Serosa
- Appendix als lymphoepitheliales Organ: runde Ansammlungen von Lymphozyten mit hellem Zentrum[1] (Keimzentrum) in der Tunica mucosa → Sekundärfollikel[2] → sekundäre Immunantwort, helle Zellen im Keimzentrum: Sternhimmelmakrophagen

Entzündungstypisch:
- Erosionen des Epithels/Ulzerationen[3] → neutrophile Granulozyten in Lumen und Epithel[4] → Durchbruch neutr. Granulozyten durch das Epithel → diffuse Ausbreitung bzw. Infiltration der Appendixwand (Mucosa, Submucosa, M. propria) mit neutrophilen Granulozyten[4] = phlegmonöse Entzündung ggf. begleitende Serositis → Fibrin[5]-/neutrophile Granulozyten als Auflagerung auf Serosa

Ätiologie und Pathogenese:
Appendizitis: Entzündung der Appendix vermiformis, häufiges Erkrankungsbild im Kindesalter, kann bis hin zur Perforation mit Peritonitis führen, atypischer symptomarmer Verlauf im Alter, Einteilung nach Entzündungsstadien möglich

Klinische Kurzinfo:
Symptome: Schmerzwanderung von paraumbilical in den rechten Unterbauch

Diagnostik:
Sonographie, CRP, Leukozyten, Urin-Status

Therapie:
konservative Überwachung mit Antibiose und Volumenzufuhr, Appendektomie

© Springer-Verlag GmbH Deutschland, ein Teil von Springer Nature 2019
J. Claus et al., *Kurs Allgemeine Pathologie*, https://doi.org/10.1007/978-3-662-59356-1_7

Entzündung

Präparat:	**Akute Appendizitis**
Färbung:	*Hämatoxylin - Eosin*

Appendizitis-Zeichen	Beschreibung
McBurney-Punkt	Punkt zwischen lateralem und mittlerem Drittel auf der Linie zwischen Spina iliaca anterior superior dex. und Umbilicus
Lanz-Punkt	Punkt zwischen mittlerem und rechten Drittel auf der Linie zwischen beiden Spinae iliacae
Sherren-Dreieck	Appendizitisdruckpunkte befinden sich in einem gedachten Dreieck (in welchem die Appendix gewandert sein kann) mit den Begrenzungen: Spina iliaca anterior superior dex, Umbilicus, Symphyse ossis pubis
Blumberg-Zeichen	Initial lockere, immer tiefer werdende Palpaption des linken Unterbauches, danach schnelles zurückziehen der Hand mit Entstehung einer Stosswelle, die zu einem kontralateralen Schmerz im rechten Unterbauch führt
Rovsing-Zeichen	Ausstreichen der Kotsäule im Colon entgegengesetzt des Uhrzeigersinnes nach oral führt zur Druckerhöhung und Dehnung des Coecums/Appendix. Es kommt zu einem Schmerz im rechten Unterbauch
Douglas-Zeichen	Digitale rektale Untersuchung mit Palpation des Douglasraumes führt zu Schmerzen
Psoas-Zeichen	Schmerzauslösung im rechten Unterbauch durch Anheben des rechten Beines gegen Widerstand deutet auf eine retrocoecal liegenden Appendix vermiformis
Baldwin-Zeichen	passive Hebung des rechten Beines und anschliessendes Fallenlassen sorgt für eine Schmerzauslösung im rechten Unterbauch und ist Hinweis auf eine entzündete retrocoecale Appendix vermiformis

Entzündung

Präparat: Fibrinöse Lobärpneumonie
Färbung: *Hämatoxylin - Eosin*

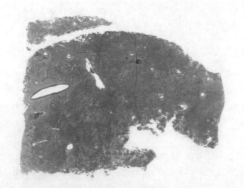

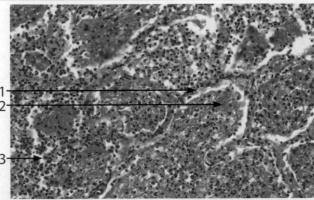

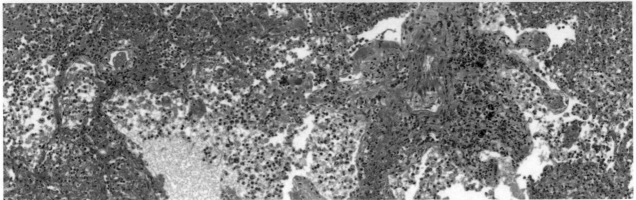

Makroskopie: abhängig von dem Stadium der Lobärpneumonie, lappenfüllend schwere und volumenvermehrte (leberartig feste Konsistenz = Hepatisation) Lungen mit relativ trocken-brüchiger rötlicher, grauer oder graugelber Schnittfläche

Mikroskopie: Gewebe/Organ: Lunge
vorliegendes Präparat ist im Stadium 3 der grauen Hepatisation:
- Alveolen[1] großflächig mit intraalveolärem Fibrin[2] (homogenes, zusammengesintertes, teils fibrilläres eosinophiles Material) und neutrophile segmentkernige Granulozyten[3] ausgefüllt
- dilatierte, blutgestaute Kapillaren angefüllt mit angelockten Granulozyten (Leukostase)
- zusätzlich schwarze pigmentragende Zellen → pigmentspeichernde Alveolarmakrophagen → Antrakose (kein Zusammenhang mit Lobärpneumonie)

Ätiologie und Pathogenese: Pneumonie: Entzündung des Lungengewebes, Einteilung nach Erwerb der Infektion in ambulant oder nosokomial und nach Klinik in typisch und atypisch, in 80% Infektion mit Streptococcus pneumoniae (Deutschland)

Einteilungen:
- **typische Pneumonie** mit starker Symptomlast (Fieber, produktiver Husten mit eitrigem Auswurf) und ausgeprägter Klinik (feinblasige Rasselgeräusche)
- **atypische Pneumonie** mit schwacher Symptomlast und unauffälliger Klinik

- **ambulant erworbene Pneumonie** (außerhalb des Krankenhauses infiziert) wird häufig durch Pneumokokken, seltener seit der Impfung durch Haemophilus influenzae und bei Jugendlichen durch Mycoplasma pneumoniae und Chlamydia pneumoniae ausgelöst
- **nosokomial erworbene Pneumonie** (im Krankenhaus infiziert) wird meist durch Staphylokokken und gramnegative Erreger wie Pseudomonas aeruginosa und Enterobacteriaceae ausgelöst

6

Präparat:	**Fibrinöse Lobärpneumonie**
Färbung:	*Hämatoxylin - Eosin*

Diagnostik: Diagnostik: Auskultation, Röntgen Thorax, CRP, BSG, PCT (Spezifität für bakterielle Infektionen am höchsten), BGA, Blutkultur, Sputumkultur

CRB65 Score	
Abschätzung der Wahrscheinlichkeit an einer ambulant erworbenen Pneumonie zu versterben	
Parameter	CRB-65 Score Fragen
C = confusion	Bewusstseinstrübung oder abbreviated mental test score (AMTS) ≤ 8
R = respiratory rate	Atemfrequenz ≥ 30/min
B = blood pressure	diastolischer Blutdruck ≤ 60 mmHg oder systolischer Blutdruck < 90 mmHg
65 = 65 Jahre	Alter ≥ 65 Jahre
Letalität nach Score:	
0 Punkte = 1% (ambulante Behandlung empfohlen)	
1-2 Punkte = 6% (stationäre Behandlung empfohlen)	
3-4 Punkte = 23% (intensivmedizinische Betreuung empfohlen)	

Diagnosesicherung durch ein Hauptkriterium + zwei Nebenkriterien:
- Hauptkriterium: Neues Infiltrat im Röntgen-Thorax
- Nebenkriterien: Hyper- oder Hypothermie, Leukozytose oder -penie, putrider Auswurf, Erregernachweis, pathologische klinische Untersuchung (feinblasige Rasselgeräusche, verstärkter Stimmfremitus)

Therapie:

Behandlung der Pneumonie			
Behandlung	leichte Pneumonie	mittlere Pneumonie	schwere Pneumonie
Stationäre Aufnahme	ambulant	stationär	stationär
Atemtherapie	+	+	+
Verabreichungsart	p.o.	i.v.	i.v.
Aminopenicillin	**Mittel der Wahl**	**Mittel der Wahl**	
Betalaktamaseinhibitor	bei Komorbiditäten	**Mittel der Wahl**	
Flourochinolone	bei Penicillinallergie	bei Penicillinallergie	Alternative
Piperazillin + Tazobactam + Makrolid			**Mittel der Wahl**
Cephalosporine 3. G.			bei Penicillinallergie

Histologische Stadien der Pneumonie	
Stadien	Beschreibung
Anschoppung Stadium 1 (1. Tag)	Lungenkapillaren prall mit Erythrozyten gefüllt, Alveolarlichtungen mit nur spärlichem Exsudat
rote Hepatisation Stadium 2 (2. - 3. Tag)	reichlich Erythrozyten in den Alveolarlichtungen
graue Hepatisation Stadium 3 (4. - 6. Tag)	intraalveoläre Exsudation von Fibrin, dichtes Fibrinnetz in den Alveolarlichtungen
gelbe Hepatisation Stadium 4 (7. - 8. Tag)	intraalveoläres Exsudat/Fibrin mit dichter Infiltration neutrophiler Granulozyten, die zu Eiter zerfallen
Lysis Stadium 5 (ab 8. Tag)	bei günstigem Krankheitsverlauf Auflösung des entzündlichen Exsudats, das resorbiert und ausgehustet wird - Restitutio ad integrum

Präparat:	**Chronisches Magenulkus**
Färbung:	*Hämatoxylin - Eosin*

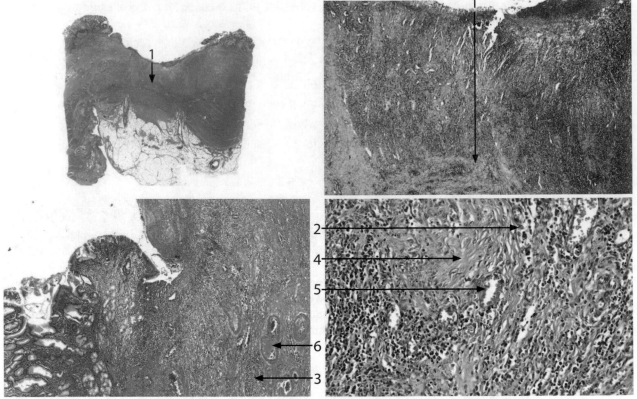

Makroskopie:
- akutes Magenulkus: meist runder oder ovaler scharf begrenzter Schleimhautdefekt mit weichem Rand und Ulkusgrund
- chronisches Magenulkus: meist runder, kraterförmiger Schleimhautdefekt, mit derbem Rand und Ulkusgrund, mögliche radiäre Schleimhautfältelung aus der Umgebung zum Ulkusrand

Mikroskopie:

Gewebe/Organ: Magen
- Magenschleimhaut mit oberflächlichem foveolärem Epithel
- teilweise herdförmige intestinale Metaplasie

Ulkusaufbau:
- Defekt des Oberflächenepithels bis unterhalb der Tela submucosa[1]
- oberfläch gelegener Fibrinschorf mit nekrotischem Detritus, granulozytär[2] durchsetzt
- zur Tiefe hin ein rundzelliges Entzündungsinfiltrat mit Lymphfollikeln (B-Zellen)[3]
- granulierende Entzündung - Bildung von Granulationsgewebe (reich an Fibroblasten[4] und Kapillaren[5])
- kollagenfaserreiches Narbengewebe am Ulkusgrund
- fokal in der Tiefe liegen relativ großlumige arterielle Blutgefäße[6]

Erosion: Defekt auf Mucosa-Ebene
Ulkus: Defekt bis mindestens in die Tela submucosa

Ätiologie und Pathogenese:

Gastroduodenaler Ulkus: tiefgehender Strukturdefekt im Wandbereich des Gasters oder Duodenums
- Dysbalance zwischen aggressiver Salzsäure und protektiver Mukusschicht
- sukzessive Zerstörung der Darmwand durch Säureeinfluss
- Hauptursachen: Helicobacter pylori, NSAR Einnahme, Stress

ABC-Einteilung Gastritis	
Typ A	Autoimmun (Autoantikörper)
Typ B	Bakteriell (H. pylori)
Typ C	Chemisch (Ethanol, NSAR, Gallereflux)

Präparat:	**Chronisches Magenulkus**	
Färbung:	*Hämatoxylin - Eosin*	

Klinische Kurzinfo:

Symptome: Epigastrischer Schmerz, Linderung durch Nahrungsaufnahme (Ulcus duodeni), postprandialer Schmerz (Ulcus ventriculi), Blutungen, Bluterbrechen (Hämatemesis), Teerstuhl (Meläna)

Komplikationen: Blutung (Dieulafoy-Ulcus ist eine seltene schwere Blutung aus oberflächlich gelegenen Angiodysplasien), Perforation

Diagnostik:

Ösophagogastroduodenoskopie mit Biopsie und Urease-Schnelltest zur Diagnosesicherung, 13-C-Atemtest, HP-Antigennachweis im Stuhl

Klassifikation der Blutungsaktivität bei Ulkus nach Forrest 1974	
Forrest I = aktive Blutung	A = aktive arterielle Blutung
	B = aktive venöse Blutung
Forrest II = inaktive Blutung	A = Läsion mit Gefäßstumpf
	B = Läsion mit Koagel
	C = Läsion mit Hämatin
Forrest III = Läsion ohne Blutungszeichen	

Therapie:

Eradikationstherapie Helicobater pylori	
Französische Tripeltherapie	Protonenpumpeninhibitor + Clarithromycin + Amoxicillin
Italienische Tripeltherapie	Protonenpumpeninhibitor + Clarithromycin + Metronidazol
Zweitlinientherapie	Protonenpumpeninhibitor + Amoxicillin + Levofloxacin/Rifabutin

Entzündung

Präparat: **Eitrige Meningitis**
Färbung: *Hämatoxylin - Eosin*

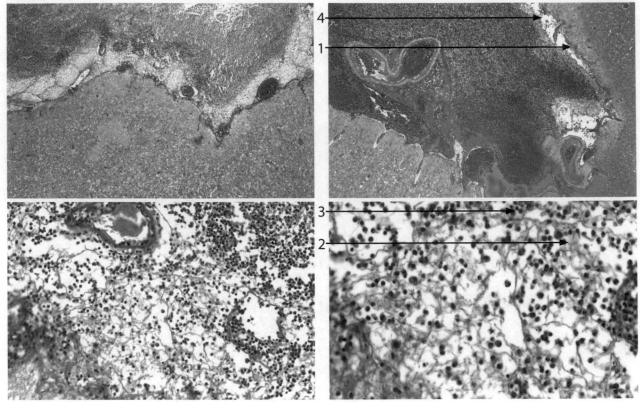

Makroskopie: Haubenmeningitis: eitrige Entzündung bei dicht aufliegenden weißlich-gelblichen Membranen (massive Ansammlung von neutrophilen Granulozyten und Fibrin), Gefäßinjektion und ggf. Blutungen

Mikroskopie: Gewebe/Organ: Cortex
- Pia mater[1]: feine Kollagenfasern, einzelne elastische und Retikulinfasern, flache epitheloide Zellen (=Meningealzellen, entsprechen modifizierten Fibroblasten), umgibt auch Blutgefäße
- massive Auflagerung von Fibrin[2] → amorphes, fädiges, eosinophiles Material, massenhafte Einwanderung von neutrophilen Granulozyten[3] im Subarachnoidalraum[4]

Ätiologie und Pathogenese: Meningitis: Entzündung der Hirnhäute (griech. Meninx = „Haut") meist viral, aber auch bakteriell („Haubenmeningitis" bei eitrigen Infektionen) oder tuberkulös („Basismenigitis") bedingt
Übergang in Meningoenzephalitis möglich

dominierende Erreger: Neisseria meningitidis (Meningokokken), Streptococcus pneumoniae (Pneumokokken), Viren (HSV, VZV)

Klinische Kurzinfo: Symptome: Kopfschmerz, Brudzinski-Zeichen (kann bei Kleinkindern fehlen), Kernig-Zeichen, Lichtscheu, Nausea, Emesis, petechiales Exanthem (vorwiegend bei Meningokokken-Infektion, sog. Waterhouse-Friderichsen-Syndrom)

Diagnostik: Ablauf:
- kein neurologisches Defizit: Liquorpunktion + Blutkultur → Glucocorticoide i.v. → Kalkulierte Antibiose (Liquorpunktion vor Antibiose)
- neurologisches Defizit: Blutkulturen → Glucocorticoide i.v. → kalkulierte Antibiose → Schädel-CT → Liquorpunktion („erst CT, dann Liquor!")

Therapie: ambulant erworben: Ceftriaxon/Cefotaxim + Ampicillin + Aciclovir
nosokomial erworben: Vancomycin + Meropenem/Ceftazidim + Aciclovir

Präparat: Fremdkörperinduzierte chronische Entzündung - Gichttophus
Färbung: *Hämatoxylin - Eosin*

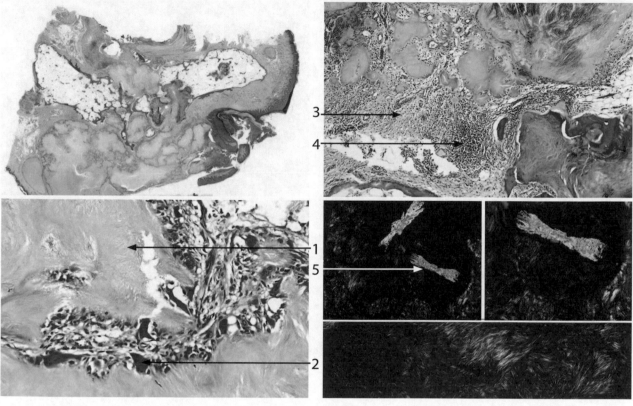

Makroskopie: geschwollener, geröteter Gelenkbereich, ggf. Hautulzeration, sog. Gichttophi (wolkige weißliche Knoten)

Mikroskopie: Gewebe/Organ: Haut- bis Unterhautfettgewebe
- subkutane Ablagerung von Uratkristallen[1] → bündelartige feine Kristalle, bzw. Hohlräume wo sich Kristalle herausgelöst haben
- in der Umgebung deutliche Fibrose[3]
- Granulome vom Fremdkörpertyp: mehrkernige Fremdkörperriesenzellen[2] umgeben Uratkristalle (Riesenzellen überwiegend mit ungeordneten Kernen) und chronisches Rundzellinfiltrat[4]
- polarisationsoptisch doppelbrechende Uratkristalle[5] in büschelförmiger Anordnung nachweisbar

Ätiologie und Pathogenese: Ursache:
- Harnsäureüberproduktion (z.B. bei Tumorerkrankungen)
- verminderte Harnsäureabbau (Enzymdefekte)
- verminderte Harnsäureausscheidung (renal)

Pathogenese:
- Kristallisation abgelagerten Urats in der Synovialis → frustrane Phagozytose → Mediatorenfreisetzung → Fremdkörperriesenzell-Reaktion → weitere Entzündung mit Knorpeldestruktion und Fibrosierung

90% primär durch genetische Veranlagung, 10% sekundäre Hyperurikämie durch verminderte Ausscheidung oder vermehrte Bildung von Harnsäure

Klinische Kurzinfo: Symptome: schmerzhafte Gelenkentzündung, am Fuß (Podagra), Ohrmuschel, Knie (Gonagra) oder Hand (Chiragra) mit Calor, Dolor, Rubor etc., Gichttophi (chronisch)

Diagnostik: Gelenkpunktion, Röntgen, Dual Energy CT, Arthrosonographie, Serumharnsäure

Therapie: initial: NSAR, Glucocorticoide, (Kryotherapie)   Rezidivprophylaxe: Urikosurika, Urikostatika

Präparat: Asthma bronchiale
Färbung: Hämatoxylin - Eosin

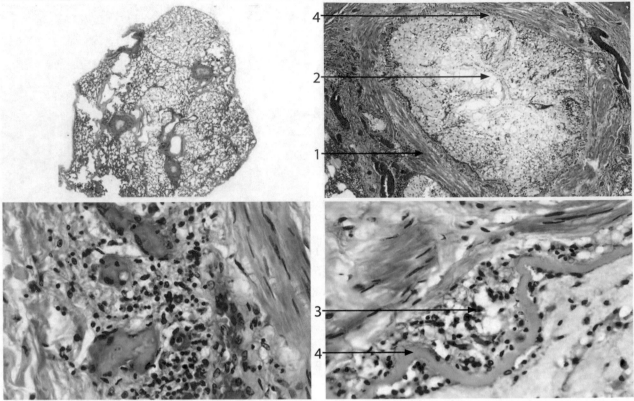

Makroskopie: Überblähung des Lungenparenchyms bei langjährigem Asthma: Emphysem (siehe Lungenemphysem)

Mikroskopie: Gewebe/Organ: Lunge
- wandverdickte Bronchien mit eingeengter Lichtung, hypertropher Muskulatur[1] ,vermehrt Schleim[2] in der Bronchuslichtung
- eosinophile Granulozyten[3] in der Bronchuswand, v.a. im subepithelialen Bindegewebe
- verdickte Basalmembran[4] (~10-22 μm) des Bronchusepithels
- Becherzellmetaplasie (vermehrt Becherzellen im respiratorischen Epithel)

in zytologischen Präparaten:
- Charcot-Leyden-Kristalle: eosinophile Kristalle aus Granula zerfallener eosinophiler Granulozyten
- Curschmann Spiralen: Schleimpfropfen in Spiralenform, welche aus subepithelialen mukösen Drüsen der Bronchi herausgelöst wurden

Ätiologie und Pathogenese: Asthma bronchiale: chronische Erkrankung der Luftwege, verursacht durch eine immunologische Reaktion, die über eine chronische Entzündung episodisch mit reversiblen bronchialen Obstruktionen einhergeht und verstärkt Schleim produziert, erhöhte Empfindlichkeit der Luftwege auf verschiedenste Stimuli

Klinische Kurzinfo: allergisches extrinsisches/atopisches Asthma bronchiale:
- IgE-vermittelte (Typ 1) Hypersensitivitätsreaktion mit hoher Prävalenz im Kindesalter und in den Industrienationen
- Auslöser sind gliederbar in saisonal (Pollen, Schimmelpilz) oder nicht saisonal (Hausstaubmilben, Tiere)

nicht allergisches intrinsisches/nicht-atopisches Asthma bronchiale:
- Infekte (v.a. viral), inhalative Noxen (Rauch), kalte Luft, Reflux, Stress/belastungsinduziertes Asthma, Aspirin, NSAR

© Springer-Verlag GmbH Deutschland, ein Teil von Springer Nature 2019
J. Claus et al., *Kurs Allgemeine Pathologie*, https://doi.org/10.1007/978-3-662-59356-1_8

Präparat:	**Asthma bronchiale**
Färbung:	*Hämatoxylin - Eosin*

Klinische Kurzinfo: Symptome: chronischer Husten, Dyspnoe, exspiratorisches Giemen, Brummen

Diagnostik: Klinik, Spirometrie, Bodyplethysmographie, Reversibilitätstestung, Allergiediagnostik, FeNO-Messung, Röntgen-Thorax

Grad der Asthmakontrolle bei Kindern und Erwachsenen
Einteilung nach Nationaler Versorgungsleitlinie Asthma 3. Auflage, 2018

Kriterien (Symptome der letzten 4 Wochen)		Einteilung		
Kinder	Erwachsene	Gut kontrolliert (Start bei Stufe 1)	Teilweise kontrolliert (Start bei Stufe 2)	unkontrolliert (Start bei Stufe 3 oder höher)
tagsüber Symptome	> 2/Woche tagsüber Symptome	kein Kriterium erfüllt	1-2 Kriterien erfüllt	3 - 4 Kriterien erfüllt
nächtliches Erwachen durch Asthma				
Bedarfsmedikation gebraucht	> 2/Woche Bedarfsmedikation gebraucht			
Aktivitätseinschränkung durch Asthma				

Therapie:

Therapie des Asthma bronchiale nach Nationaler Versorgungsleitlinie Asthma 3. Auflage, 2018

Therapiesäulen	Stufe 1	Stufe 2	Stufe 3	Stufe 4	Reserven
Langzeittherapie	-	ICS niederdosis	ICS niederdosis + LABA	ICS mittel/hochdosis + LABA	ICS hochdosis + LABA + LAMA
			oder nur ICS mitteldosis	oder ICS mittel/hochdosis + LABA + LAMA	Anti-IgE-AK oder Anti-IL-5-R-AK oder LTRA
	In begründeten Ausnahmen				
	ICS niederdosis	LTRA	ICS niederdosis + LAMA	ICS mittel/hochdosis + LABA + LTRA	OCS
			ICS niederdosis + LTRA	ICS mittel/hochdosis + LAMA	
Bedarfstherapie	SABA	SABA			
		Fixkombination ICS + Formoterol			

SABA = kurzwirksame β2-Agonisten: Salbutamol, Fenoterol, Terbutalin
LABA = langwirksame β2-Agonisten: Formoterol, Salmeterol
ICS = inhalative Corticosteroide: Budesonid, Fluticason
LAMA = langwirksame mAch-Antagonisten: Tiotropiumbromid
LTRA = Leukotrien-Rezeptor-Antagonisten: Montelukast
Anti-IL-5-Antikörper: Mepolizumab und Reslizumab
Anti-IgE-Antikörper: Omalizumab

Immunpathologie

Präparat: Rheumatische Myokarditis
Färbung: *Hämatoxylin - Eosin*

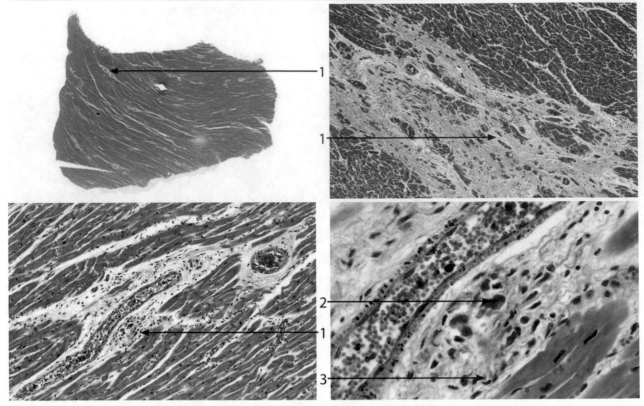

Makroskopie: chronische (defektgeheilte) Myokarditis: Dilatation der in der Regel hypertrophen Herzkammern, disseminierte grau-weisse kleine Schwielen/Narben

Mikroskopie: Gewebe/Organ: Myokard
- im Myokard, oft gefäßassoziierte lockere Entzündungszellansammlungen, sog. Aschoff-Knötchen[1]
- Aschoff-Knötchen mit plump aussehenden aktivierten Makrophagen, sog. Aschoff-Riesenzellen[2]
- Aschoff-Zellen: Riesenzellen (können ein- oder mehrkernig sein)
- Anitschkoff-Zellen[3] mit balkenförmig kondensiertem Nuclein (typ. Raupenkern/caterpillar nucleus)
- zusätzlich locker eingestreute Lymphozyten (T-Lymphozyten) und vereinzelte Plasmazellen

Ätiologie und Pathogenese: Infektion mit β-hämolysierenden Streptokokken der Gruppe A → molekulares Mimikry → Auto-Antikörper gegen bakterielle Antigene zeigen eine Kreuzreaktion mit myokardialen Antigenen (Hypersensitivitätsreaktion Typ II - Antikörper-vermittelt) → immunmediierte Entzündung des Myokards und des Endokards (Herzklappen)

Entzündung der Herzmuskulatur im Rahmen einer rheumatischen Erkrankung treten meist bei rheumatischem Fieber auf, aber auch bei anderen Autoimmunkrankheiten (rheumatische Arthritis, Vaskulitiden, Kollagenosen)

Klinische Kurzinfo: Symptome: Fieber, Leistungsabfall,
SPECK (S = Subkutane Knoten, P = Polyarthritis, E = Erythema anulare, C = Chorea, K = Karditis)

Diagnostik: Jones Kriterien (SPECK), Antistreptolysin-O-Titer, Anti-Desoxyribonukleotidase B, anti-DNase B

Therapie: Antibiose mit Penicillin, NSAR, Glucocorticoide, chirurgische Rekonstruktion im Verlauf

Immunpathologie

Präparat: **Struma lymphomatosa Hashimoto (syn. Hashimoto-Thyroiditis)**
Färbung: *Hämatoxylin - Eosin*

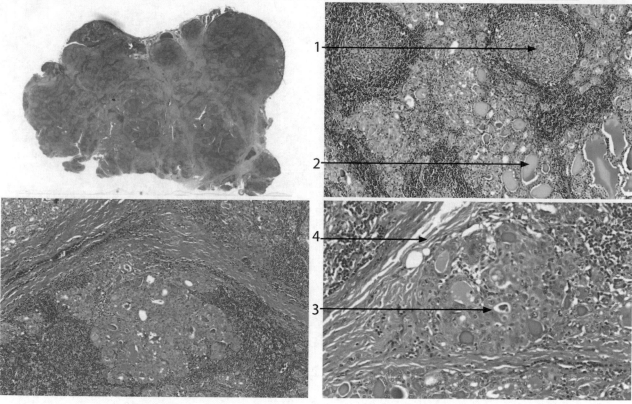

Makroskopie: Stadiumabhängig:
- frühes Stadium: symmetrische Vergrößerung (Struma, Gewicht typischerweise 40 g oder mehr), Schnittfläche beige oder gelblich, fest (lymphatisches Gewebe)
- späteres Stadium (ältere Patienten): atrophe, kleine Schilddrüse, derbe Schnittfläche
- CAVE: fibrös-atrophe Variante: sehr kleine Schilddrüse (1-6 g), feste Schnittfläche, histologisch ausgedehnte Zerstörung des Schilddrüsenparenchyms und Fibrose

Mikroskopie: Gewebe/Organ: Glandula thyroidea
Lymphozytäre Thyroiditis:
- große knotige lymphoplasmazelluläre Infiltrate mit Ausbildung von Sekundärfollikeln[1] (erkennbar am Keimzentrum)
- entzündliche Durchwanderung und Zerstörung der Schilddrüsenfollikel[2] (erkennbares Kolloid im Lumen)
- oxyphile Umwandlung (onkozytäre Metaplasie) der Thyreozyten[3] (Synonym: Hürthle-Zellen, Onkozyten, Askanazy-Zellen)
- oxyphile Zellen besitzen verringerte/keine Synthesefunktion des Thyreoglobulins
- im Spätstadium häufig Fibrose[4]/Atrophie der Schilddrüse

Ätiologie und Pathogenese: AK-vermittelte Autoimmunkrankheit mit Antikörperbildung gegen Schilddrüsen-Antigene, die häufigste Thyroiditisform mit einer Prävalenz von 5-10% (w:m = 9:1), bevorzugt sind Frauen zwischen 30-50 Jahren betroffen, gehäufte Assoziation mit anderen Autoimmunerkrankungen und bestimmten HLA-Markern (HLA-DR3, DR4, DR5), familiäre Disposition möglich

Klinische Kurzinfo: Symptome: beginnend häufig asymptomatisch, später Symptome einer Hypothyreose, Hashitoxikose

Diagnostik: TPO-Antikörper (90%), Tg-Antikörper (50%), TSH, fT3, fT4, Sonographie

Therapie: L-Thyroxin Substitution

Immunpathologie

Präparat: Arteriitis temporalis Horton
Färbung: Hämatoxylin - Eosin

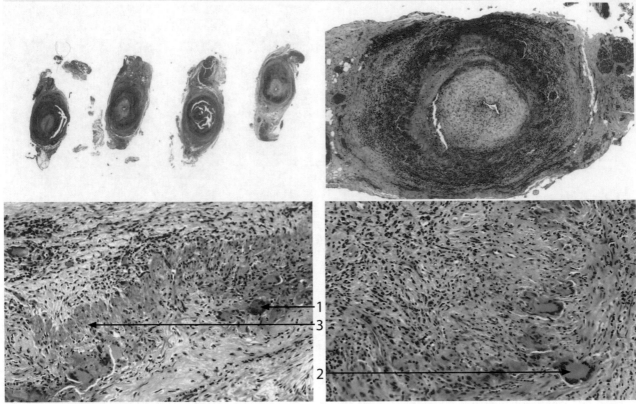

Makroskopie: Ggf. abnorm geschlängelte, verfestigte Temporalarterien

Mikroskopie: Gewebe/Organ: Arterien
partielle Fragmentierung der Gefäßwand einer mittelgroßen Arterie (Arterie: Intima, Media, Adventitia) durch ein Entzündungsinfiltrat das:
- mehrkernige Riesenzellen[1], Epitheloidzellen und Histiozyten enthält
- vorwiegend an der Intima/Media-Grenze zu finden ist
- mehrkernige Riesenzellen teils vom Langhans-Typ[2] enthält: Kerne im Halbkreis angeordnet, teils vom Fremdkörpertyp (Kerne ungeordnet oder um Material gruppiert)
- außerdem Fragmentierung[3], Degeneration und Auflösung der Lamina elastica interna (in der vorliegenden HE-Färbung nicht gut zu sehen)

Ätiologie und Pathogenese: Synonym: Riesenzellarteriitis, kraniale Arteriitis
- Vaskulitis großer und mittlerer Arterien mit 50% Befall der A. carot. ext.-Äste und der A. centralis retinae
- Erblindung möglich!
- überwiegend ältere Frauen (75%) betroffen
- Inzidenz mit dem Alter zunehmend

Immunpathologie

Präparat:	**Arteriitis temporalis Horton**
Färbung:	*Hämatoxylin - Eosin*

Zwei Pathomechanismen der primären Vaskulitis:
- Immun-mediierte Entzündung und zum anderen Invasion der Gefäßwand durch Infektionserreger; nicht-infektiöse Vaskultis kann auch indirekt durch Erreger getriggert werden (Ablagerung von Immunkomplexen in der Gefäßwandung oder kreuzreaktive Immunreaktion)

- Riesenzellarteriitis: vermutlich T-Zell-mediierte Immunantwort gegen Gefäßantigene, Nachweis von Anti-Endothel- und Anti-glattmuskulärer Antikörper in 60% der Patienten, zelluläre Immunätiologie wird wegen charakteristischer granulomatösen Entzündung unterstützt

Klinische Kurzinfo:
Symptome: bohrender Kopfschmerz, druckdolente harte A. temporalis superficialis, Claudicatio masticatoria

Diagnostik:
Duplex-Sonographie, BSG mit Sturzsenkung > 50mm/h, CRP, Kreatinkinase, keine Erkrankungs-spezifischen Autoantikörper, Sonographie, Biopsie (Diagnosesicherung)

Diagnosestellung nach American College of Rheumatology Kriterien (3 Kriterien müssen erfüllt sein)
- Alter > 50 Jahre
- neu auftretende oder veränderte Kopfschmerzen
- druckschmerzhafte oder verhärtete d A. temporalis
- BSG Sturzsenkung >50 mm/h
- Biopsie: Vaskulitis mit mononukleärem oder Riesenzellinfiltration

Therapie:
Hochdosis Prednisolon schon bei Verdacht (akut), Methotrexat oder Tocilizumab (chronisch)
Komplikation: Erblindung in 20% der Fälle bei Befall der A. centralis retinae, (deswegen sollte unbedingt bei simultan auftretenden Gesichtsfeldveränderung mit hochdosiertem Prednisolon eingegriffen werden)

Präparat: (Vaskuläre) Transplantatabstoßung (Niere)
Färbung: *Hämatoxylin - Eosin*

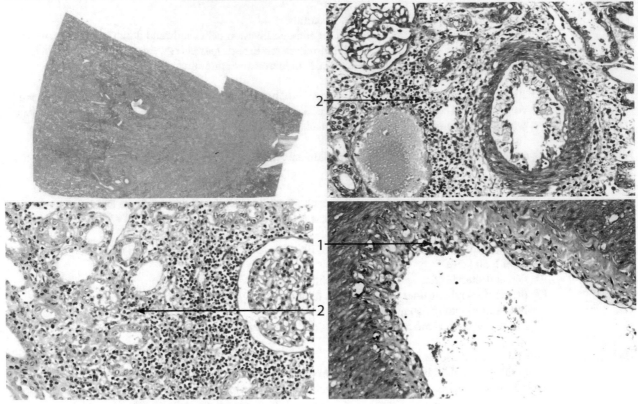

Makroskopie: Nierenexplantat: bei akuter Abstoßung teils scheckiges, gelbliches/rötliches verfärbtes Nierentransplantat, bei vaskulärer Abstoßung oft hämorrhagische geografische Nekrosen

Mikroskopie: Gewebe/Organ: Niere
- im Nierenparenchym finden sich Zeichen einer vaskulären Abstoßung:
- Entzündung der Blutgefäße (Endothelialitis), die mit Schwellung des Endothels kleiner und mittlerer Arterien einhergeht, subendothelial gelegene Schaumzellen[1] und Verdickung (Fibrose) der Intima
- tubulointerstitielle Rejektion (zelluläre Abstoßung) mit rundzelligem interstitiellen (überwiegend lymphozytärem) Entzündungsinfiltrat[2] und entzündlicher Durchwanderung der Tubuli vorhanden

Ätiologie und Pathogenese: Humorale Abstoßung: Antikörper-vermittelt   Zelluläre Abstoßung: T-Lymphozyten

- vaskuläre Abstoßung: Abstoßungs-induzierte Intimaverdickung durch Ablagerungen von Kollagen I und III; verschiedene Grade der intimalen Entzündung von abwesend bis deutlich vorhanden; T-Zell-mediierte Abstoßung oder Antikörper-mediierte Abstoßung kann zugrunde liegen
- tubulointerstitielle Abstoßung: lymphozytäre Entzündung des Parenchyms mit Tubulitis
- glomeruläre Rejektion (entspricht einer arteriellen oder vaskulären Rejektion): Glomerulonephritis kann T-Zell-/Antikörper-vermittelt sein

Klinische Kurzinfo: Nierentransplantation: häufigste durchgeführte Organtransplantation, als Lebend- und Leichenspende durchgeführt, immunsuppressive Therapie notwendig zur Verhinderung einer Abstoßungsreaktion
Abstoßungsgeschehen: hyperakut (< Stunden), akut (Tage - Wochen) oder chronisch (Wochen - Jahre)

Symptome: Schmerzen über dem Transplantat (akut), kontinuierlicher Funktionsverlust des Organs

Diagnostik: Duplex-Sonographie, Hämatologie, Urinsediment, Biopsie

Therapie: Triple-Drug-Therapie mit Ciclosporin/Tacrolimus, Prednisolon, Mycophenolatmofetil

Übersicht der wichtigsten Begriffe und Merkmale

Begrifflichkeiten der pathologischen Regeneration

Dysplasie	eine Differenzierungsstörung in Geweben oder Organen
	angeboren: abnorme Entwicklung (z.B. zystische Nierendysplasie)
	erworben: (epitheliale) Anomalie des Wachstums und der Ausreifung (z.B. Zervixdysplasie als leicht- mittel- oder schwergradige Plattenepitheldysplasie, aktuelle Bezeichnung als intraepitheliale Neoplasie)
Atypie:	Überbegriff für abnorme zelluläre Merkmale (z.B. entzündliche Atypien oder Atypien, die als Dysplasie, d.h. als intraepitheliale Neoplasie eingestuft werden müssen)
Metaplasie	Umwandlung eines differenzierten Gewebes in anderes Differenzierungsmuster
Cervikale Intraepitheliale Neoplasie (CIN)	abnormes Wachstum mit potentieller (fakultativer) präkanzeröser Transformation der Zervixzellen, synonym für Zervixdysplasie
Carcinoma in situ (CIS)	präinvasives Karzinom, obligate Präkanzerose

Histologische/ zytologische Anzeichen einer Dysplasie (Architekturstörung)

- irreguläre Epithelschichtung
- Verlust der Ausrichtung der Basalzellen
- tropfenförmige Reteleisten
- Steigerung der Mitosezahl
- vorzeitige Keratinisierung in Einzelzellen (Dyskeratose)
- Keratinperlen innerhalb der Retezapfen

Merkmale der zytologischen Atypie

- abnorme Variation von Zellgröße und Zellform
- pathologische Kern-Plasma-Relation
- atypische Mitosefiguren
- Hyperchromasie der Kerne
- Vergrößerung und Polymorphie der Zellkerne
- verstärkte Basophilie
- Nukleolenvergrößerung

Graduierung der Dysplasie (Beispiel mehrschichtiges Plattenepithel)

leichte Dysplasie	zelluläre Atypien im basalen Drittel des Plattenepithels
mittelschwere Dysplasie	zelluläre Atypien im basalen und mittleren Drittel des Plattenepithels, Ausreifung des Epithels intakt
schwere Dysplasie/Carcinoma in situ	zelluläre Atypien in der gesamten Plattenepithelhöhe, aber kein Nachweis einer Invasion (d.h. Durchbrechen der Basalmembran)
Invasion	Durchbruch der Basalmembran → Karzinom

© Springer-Verlag GmbH Deutschland, ein Teil von Springer Nature 2019
J. Claus et al., *Kurs Allgemeine Pathologie*, https://doi.org/10.1007/978-3-662-59356-1_9

Präparat:	**Leukoplakie (klinischer Terminus) - Plattenepithelhyperplasie**
Färbung:	*Hämatoxylin - Eosin*

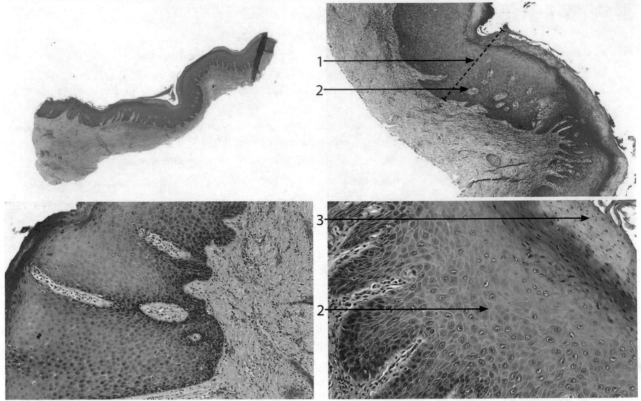

Makroskopie: weißliche, nicht wegwischbare, plaqueartige Veränderungen der Schleimhautoberfläche

Mikroskopie: Gewebe/Organ: unverhorntes Plattenepithel
- Plattenepithelhyperplasie[1]
- Akanthose[2]: Verbreiterung des Stratum spinosum
- Hyperkeratose: Verhornung des normalerweise unverhornten Plattenepithels
- Parakeratose[3]: Zellkerne bleiben bis in das Stratum corneum erhalten
- keine Dysplasie

Ätiologie und Pathogenese: Leukoplakie: scharf begrenztes, nicht abwischbares weißes Areal, v.a. im Bereich der Mundhöhle (inkl. Zunge, Lippen) oder im Genitalbereich
- ursächliche Faktoren: Tabak, Alkohol, mechanische Faktoren, Hypovitaminosen, chronische Infektionen, häufige Assoziation mit HIV

fakultative Präkanzerose mit Entartungsrisiko und echte Präkanzerose bei nachweisbaren Dysplasien
- < 3% bei Leukoplakia plana (homogene Oberfläche)
- ~ 30% bei Leukoplakia erosiva (unregelmäßige Oberfläche mit erodierten Arealen)

Klinische Kurzinfo: Symptome: weißliches Enanthem, nicht abwischbar

Diagnostik: Klinik, Bürstenbiopsie, Exzisionsbiopsie (Diagnosesicherung)

Therapie: Exzision in toto, Laser-, Kryotherapie

Präparat: Carcinoma in situ und Plattenepithelkarzinom des Ösophagus
Färbung: *Hämatoxylin - Eosin*

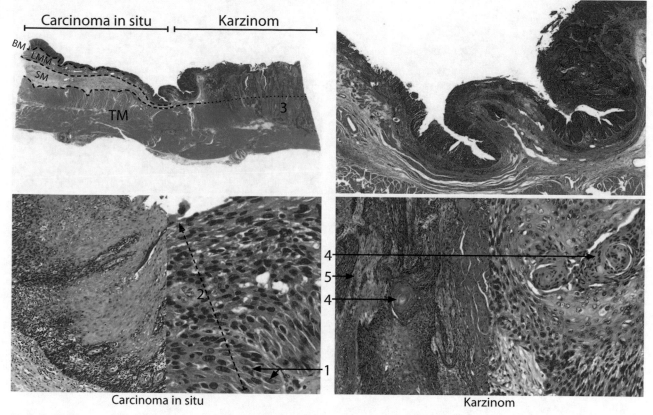

Carcinoma in situ — Karzinom

Carcinoma in situ — Karzinom

Makroskopie: Makroskopie des ösophagealen Plattenepithel-Karzinoms abhängig von Invasionstiefe:
- oberflächliche Karzinome: plaqueartige, weißliche Schleimhautverdickung
- tief infiltrierende fortgeschrittene Karzinome: Infiltration in/über Tunica **muscularis propria** hinaus
- Polypoid-exophytisches oder ulzerierend-endophytisches Wachstumsmuster möglich

Mikroskopie: Gewebe/Organ: Ösophagus
Plattenepitheliale Dysplasien und CIS:
- schwere zelluläre Atypie mit verschobener Kern-Plasma-Relation, Kern- und Zellpleomorphie[1]
- Veränderung der Polarität, aufgehobene basoapikale Zellschichtung[2]
- erhöhte Mitoserate basal und auch Mitosen im oberen Drittel nachweisbar

Übergang in invasives Plattenepithelkarzinom:
- die Basalmembran (BM) penetrierende Tumorverbände und Tumoreinzelzellen[3] mit fokaler Verhornung (Hornperlen, typisch für differenziertere Plattenepithel-Karzinome) im Zentrum[4]
- ulzerierend-endophytisch wachsendes Karzinom mit Tumordurchbruch durch die Lamina muscularis mucosae (LMM) in die Submukosa (SM) und bis in die Tunica muscularis (TM)
- Tumorzellen mit glasigem eosinophilen Zytoplasma, scharfen Zellgrenzen mit stachelförmigen Interzellularbrücken (plattenepitheliales Differenzierungsmuster)
- desmoplastisches Stromareaktion[5] mit gemischtem Entzündungsinfiltrat zwischen Tumorzellsträngen

Ätiologie und Pathogenese: Rauchen, Ethanol etc. → **Dysplasie-Karzinom-Sequenz** (Dysplasie → Carcinoma in situ → Karzinom)

Kurzinfo: Symptome: asysmptomatisch, Dysphagie, Hämatemesis, retrosternaler Schmerz, Gewichtsverlust

Diagnostik: Ösophagogastroduodenoskopie, Endosonographie, CT

Therapie: Endoskopische Resektion (≤ T1N0M0), neoadjuvante (Radio-)Chemotherapie (≥T3), Ösophagusresektion/Ösophagektomie + Lymphadenektomie je nach Lokalisation

Pathologische Regeneration

Präparat:	**Barrett-Schleimhaut**
Färbung:	*Hämatoxylin - Eosin*

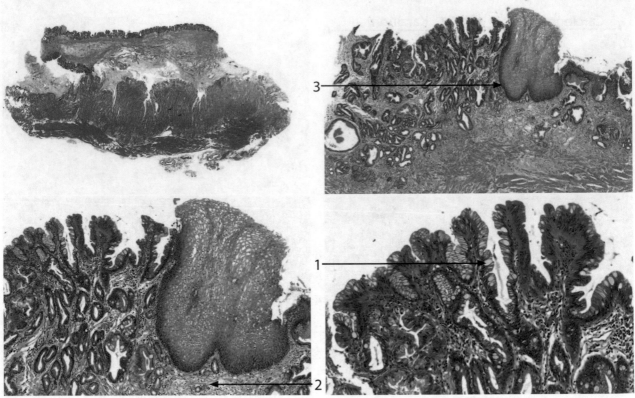

Makroskopie: rötliche, lachsfarbene, zungenförmige und ggf. konfluierende Schleimhautveränderung(en) umgeben von normalem (weißen) Plattenepithel

Mikroskopie: Gewebe/Organ: Ösophagus und gastroösophagealer Übergang
- Zylinderzellmetaplasie (Plattenepithel durch Zylinderepithel mit Becherzellen[1] ersetzt)
- im Stroma sind Plasmazellen[2] und vereinzelte Granulozyten[2]

gastroösophagealer Übergang:
- daran angrenzend Magenschleimhaut (mit Schleimdrüsen und spezialisierten Magendrüsen) ohne intestinale Metaplasie, aber mit geringgradigem chronischen Entzündungsinfiltrat[2] im Stroma
- akanthotisch verbreiterte Ösophagusschleimhaut mit einer Verbreiterung der Basalzellschicht[3] (Basalzellhyperplasie dunkle Zellen) als Zeichen für Reflux

Ätiologie und Pathogenese: Gastroösophageale Refluxkrankheit (GER): Entzündung des Ösophagus durch Magensäurerückfluss
- Barrett-Schleimhaut in ca. 10% der Patienten mit GER nachweisbar
- 3-5% der Fälle langstreckiges Barrettsegment, 10-15% kurzstreckiges Barrettsegment
- **Merke: die Barrett-Mukosa ist eine Präkanzerose!**

Aufgrund der chronischen Reizung durch die Säure, wird des Plattenepithel im unteren Ösophagus durch ein resistenteres Becherzell-tragendes Zylinderepithel ersetzt (intestinale Metaplasie), Barrettschleimhaut kann selten in Barrett-Karzinom (Adenokarzinom) übergehen

Klinische Kurzinfo: Symptome: Sodbrennen postprandial oder im Liegen, saures Aufstoßen, Dysphagie, Reizhusten

Diagnostik: Ösophagogastroduodenoskopie mit Biopsie, 24h pH-Metrie, Einteilung nach Los-Angeles-Klassifikation

Therapie: kleine eiweißreiche Mahlzeiten, abdominelle Druckreduktion, Protonenpumpeninhibitoren, Fundoplicatio, Hiatoplastik

Pathologische Regeneration

QR-Code

Präparat:	**Barrett-Karzinom**
Färbung:	*Hämatoxylin - Eosin*

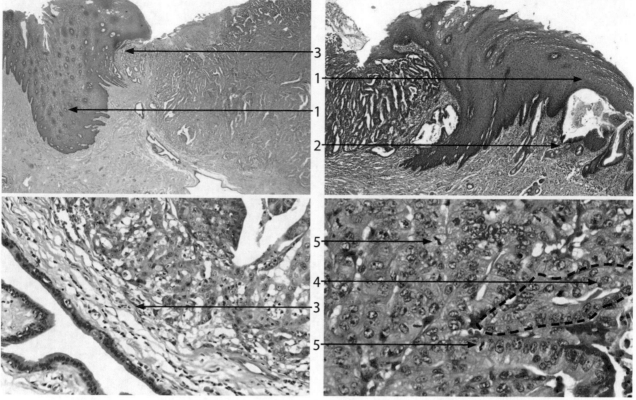

Makroskopie: flache oder erhabene Läsionen, teils ulzerierte oder ulzeropolypöse, selten rein exophytisch wachsende, raumfordernde, teilweise stenosierende Tumoren im distalen Drittel des Ösophagus zum Magenübergang (vgl. Makroskopie mit Plattenepithelkarzinom des Ösophagus oben)

Mikroskopie: Gewebe/Organ: Ösophagus (Gastroösophagealer Übergang)
- mehrschichtiges ösophageales Plattenepithel[1] mit Zeichen der chronischen Refluxerkrankung
- Magenschleimhaut[2] (Kardia)
- abrupter Übergang in ein oberflächlich ulzeriertes und stromainvasiv wachsendes Adenokarzinom[3]
  - erkennbar an den drüsigen Tumorformationen[4]
- teilweise verschmelzen die Drüsenlumina (schlechterer Differenzierungsgrad)
- deutlich erkennbare Kernatypien mit grobscholligem Kernchromatin, teilweise prominenten Nukleolen und (atypischen) Mitosen[5]

Ätiologie und Pathogenese: Bei der Mehrzahl der Adenokarzinome des Ösophagus bzw. des gastroösophagealen Übergangs:
- Grundlage bildet häufig chronische Refluxerkrankung mit Ausbildung einer Barrettschleimhaut und darauf folgend eine Barrettschleimhaut mit Dysplasie
- Mechanismus Reflux mit chronischer Entzündung → Metaplasie-Dysplasie-Karzinomsequenz

Klinische Kurzinfo: Symptome: Dysphagie, progressiver Gewichtsverlust, Hämatemesis, Brustschmerzen, Erbrechen

Diagnostik: häufig Zufallsbefund bei endoskopisch-bioptischer GER-Abklärung oder im Rahmen einer Kontrolle bei bekanntem Barrett-Ösophagus

Therapie: chirurgische Resektion/Ösophagektomie mit Lymphadenektomie, Chemotherapie, Radiochemotherapie

Präparat:	Chronische Gastritis mit intestinaler Metaplasie und Dysplasie
Färbung:	**geringen bis mäßigen Grades** *Hämatoxylin - Eosin*

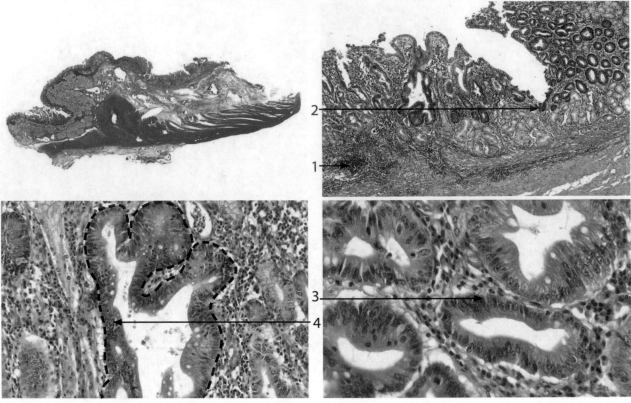

Makroskopie: Rötung, Erosionen, Narben, flache Erhabenheiten

Mikroskopie: Gewebe/Organ: Magen
- chronisches lymphoplasmazelluläres Entzündungszellinfiltrat[1] in der Lamina propria) mit Lymphfollikelbildung
- intestinale Metaplasie mit Ersatz des ursprünglichen einschichtigen, schleimbildenden Oberflächenepithels durch Bürstensaumenterozyten, Paneth- und Becherzellen des Dünndarms[2]
- atypische Drüsen mit einem neoplastischen, teilweise mehrreihig aufgeschobenen hyperchromatischen Epithel, überwiegend basal gelegenen Kernen[3]
- beginnende abnorme Verzweigungsmuster[4] und Rücken an Rücken liegende atypische Drüsen

Ätiologie und Pathogenese: Gastritis: Schleimhautentzündung des Magens mit akutem oder chronischem Verlauf, bei längerer Reizung erfolgt Ersatz des magentypischen Drüsenepithels durch intestinaltypisches Epithel (intestinale Metaplasie), Gastritis ist eine reversible Veränderung, die sich oft zurückbildet, sobald die auslösende Noxe entfällt

Komplikation: Dysplasie als Präkanzerose mit Malignitätsrisiko, MALT-Lymphom (Typ-B-Gastritis)

Klinische Kurzinfo: Symptome: Oberbauchschmerzen, Völlegefühl, Teerstuhl und Kaffeesatzerbrechen bei Ulcera
- Typ-A-Gastritis (autoimmun): Anti-Parietalzellen-Antikörper, Anti-Intrinsic-Factor-Antikörper
- Typ-B-Gastritis (bakteriell): Helicobacter pylori (sehr häufig)
- Typ-C-Gastritis (chemisch): NSAR, Gallereflux nach Magenteilresektion, Alkohol, Rauchen

Diagnostik: Diagnostik: Ösophagogastroduodenoskopie mit Biopsie und Urease-Schnelltest zur Diagnosesicherung, 13-C-Atemtest, HP-Antigennachweis im Stuhl

Therapie: Vitamin B-12 Substitution (Typ-A), antibiotische Eradikationstherapie (Typ-B, siehe Magenulcus), Noxen reduzieren + Protonenpumpen-Inhibitoren Therapie (Typ-C)

Präparat:	**Portiokonus mit zervikaler intraepithelialer Neoplasie (CIN) II.-III. Grades**
Färbung:	*Hämatoxylin - Eosin*

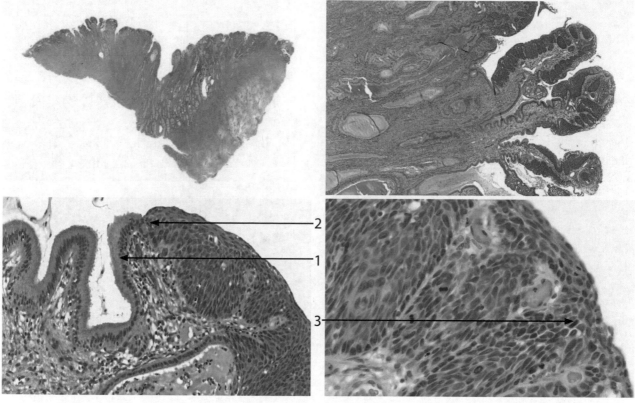

Makroskopie: Kolposkopie:

Schillersche Jodprobe zur Sichtbeurteilung der Zervixschleimhaut:
- Auftrag von Lugol Iodlösung auf das Epithel der Cervix
- die physiologisch Glykogen-haltigen Zellen des Plattenepithels färben sich schwarz/-braun
- atypisches Epithel ist Glykogen-negativ, färbt sich gelb-weißlich

Essigsäure-Test (verdünnte 3-5%-ige Essigsäurelösung):
- essigweißes Epithel: wenig Effekt bei normalem Plattenepithel und Drüsenepithel, proteinreiches Gewebe verfärbt sich weiß (dysplastisches Epithel besitzt höheren Proteingehalt)
- Punktierung und Mosaik: mittels Essigsäuretest kann Gefäßmuster sichtbar gemacht werden
normal: regelmäßige(s) Punktierung und Mosaik
abnormal: unregelmäßige Gefäßmuster, die als unregelmäßige Punktierung und Mosaike zur Darstellung kommen

Mikroskopie: Gewebe/Organ: Zervixschleimhaut (ekto- und endozervikaler Bereich)[1]
Mikroskopische Stadien der zervikalen intraepitheliale Neoplasie:
CIN I:
- Proliferation atypischer Zellen im unteren 1/3 des Plattenepithels
- leichte Veränderungen der Polarität und der basoapikalen Epithelschichtung
- Zellkerne leicht vergrößert, ungleich groß, Koilozyten

CIN II[2]:
- Proliferation atypischer Zellen in unteren 2/3 des Plattenepithels

CIN III[3]:
- (weitgehend) aufgehobene Epithelschichtung, stärkergradige Zellatypien, häufig Mitosen auch in den oberen Zell-Lagen
CIS:
- Epithel zeigt alle zellulären Merkmale eines Karzinoms keine basoapikale Differenzierung und Polarisierung, meist vertikal zur Oberfläche ausgerichtete Zellen, Basalmembran (noch) intakt

Pathologische Regeneration

Präparat: Portiokonus mit zervikaler intraepithelialer Neoplasie (CIN) II.-III. Grades
Färbung: Hämatoxylin - Eosin

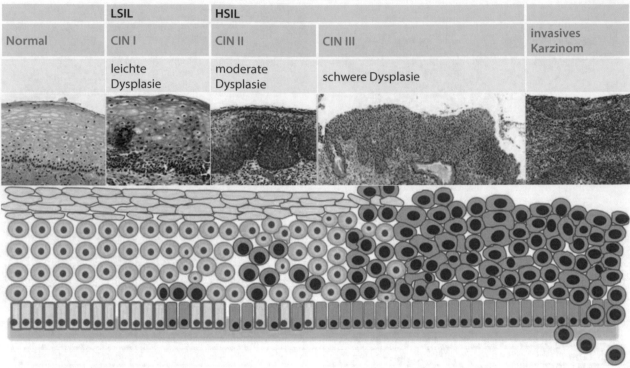

Normal	LSIL		HSIL		invasives Karzinom
	CIN I	CIN II	CIN III		
	leichte Dysplasie	moderate Dysplasie	schwere Dysplasie		

Transformationszone
- Übergang endozervikale Drüsen - zu ektozervikalen unverhorntem Plattenepithel
- physiologische plattenepithelial ausreifende Reservezellmetaplasie neben reifem mehrschichtigen Plattenepithel und Drüsenepithel

Ätiologie und Pathogenese: Schlüsselrolle in der Pathogenese spielt das primär sexuell übertragene karzinogen wirkende Humane-Papillom-Virus (HPV), v.a. high risk HPV Subtypen 16 und 18 (relativer Risikofaktor 10), mit HPV infiziert werden die Zellen des Stratum basale, die über Mikrodefekte des Epithels für das Virus zugänglich werden

Mehrere Abläufe der HPV-Infektion der Zervix bekannt - am wichtigsten:
- floride/proliferierende HPV-Infektion mit Virusreplikation und Ausschleusung über das Epithel; dazu ist ein ausreifendes Plattenepithel erforderlich
Morphologisch: CIN I-Läsion mit Koilozyten (enthalten die Viruspartikel)
- transformierende HPV-Infektion:
Virus sitzt im Zellkern und transformiert die Zelle
Morphologisch: CIN II/CIN III/CIS (oder endozervikales Adenokarzinom in situ)

Klinische Kurzinfo: Zervixkarzinom: maligne Neoplasie der Cervix uteri, welche zumeist über Vorstufen, den sogenannten zervikalen intraepithelialen Neoplasien (CIN) entsteht.
- Prävention: HPV-Impfung im Alter von 9 - 14 Jahren empfohlen und Screening zur Früherkennung möglicher Vorstufen (eine Impfung für Jungen ist auch möglich)
- Symptome: asymptomatisch, Kohabitationsblutung, Metrorrhagien, übel riechender Fluor vaginalis (bei Koinfektionen), Schmerzen

Diagnostik: (Differential-)Kolposkopie, Papanicolaou-Test, HPV-Test, Biopsie

Therapie: Verlaufskontrolle, Konisation, Laservaporation

8

Zusatz: **Zytologische Vorsorgeuntersuchung mittels Pap-Test**
Färbung: *Papanicolaou (Pap)*

Pap-Test:
- zytologische Untersuchungsmethode zum Befunden von Zellmaterial aus dem Portio- und endozervikalen Bereich (gynäkologische Vorsorgeuntersuchung)
- Anfärbung mittels Papanicolaou (Pap)-Färbung (Hämatoxylin, Orange, Polychromlösung)
- weitere Einsatzbereiche der Pap-Färbung für Schleimhautuntersuchungen (z.B. Mundhöhle), Urinzytologie, Organzytologie und Liquorzytologie

Papanicolaou Färbung	
Struktur	Färbung
Zellkerne	blau
Bakterien	blau
Zytoplasma	blau/grün
Zytoplasma mit Keratingehalt	rot/orange
Kollagen	grün

Pap-Test Zellen		
Zellen		Morphologie
Superfizialzelle		großer Zellleib, kleiner pyknotischer, chromatindichter Kern, feines Kernchromatin
Große Intermediärzellen		großer Zellleib, Kern etwas größer als Superfizialzellkern, feines Kernchromatin
Kleine Intermediärzellen Parabasalzellen		atrophes (post-menopausales) Zellbild mit kleinen Intermediärzellen und Parabasalzellen, deren Zellleib kleiner und Kern relativ größer als in großen bzw. kleinen Intermediärzellen ist, feines Kernchromatin
Basalzellen		atrophes (post-menopausales) Zellbild mit Basalzellen, deren kleine Morphologie mit sehr wenig Zytoplasma und großem Kern mit feinem Kernchromatin imponiert
Endozervikale Zellen		Drüsenepithel mit typischer exzentrischer Kernlagerung, feines Kernchromatin

Pathologische Regeneration

Beispiele **Zervixabstrich (Gruppeneinteilung nach Münchner Klassifikation)**
Färbung: *Papanicolaou (Pap)*

Gruppeneinteilung nach Münchner Klassifikation

Gruppen	Morphologie	Beispiel
Gruppe I (normal)	prämenopausal, hoch aufgebautes Plattenepithel, im Abstrich deshalb v.a. Superfizialzellen und große Intermediärzellen, dazwischen endozervikales Drüsenepithel	
Gruppe IIID1: Zervikale intraepitheliale Neoplasie Grad I (CIN I, leichtgradige Dysplasie, LSIL):	atypische große Intermediärzellen und Superfizialzellen, Koilozyten (2-3x vergrößerter Zellkern, perinukleäres Clearing, Halo) Unregelmäßig geformte, hyperchromatische Kerne, die mehr als doppelt so groß sind wie normale Superfizialzellkerne	
Gruppe: IVa-p Zervikale intraepitheliale Neoplasie III (CIN III, schwer-gradige Dysplasie, HSIL)	basale und parabasale Zellen mit unregelmäßig vergrößerten, hyperchromatischen Kernen (Vergleich mit Superfizialzellkernen) straßenförmige Lagerung der atypischen Zellen	

Abkürzungen (Bethesda-Klassifikation):
LSIL - low grade squamous intraepithelial lesion
HSIL – high grade squamous intraepithelial lesion

Einführung Tumoren

Definition: Neoplasie (= Neubildung), bestehend aus einer klonalen Zellproliferation, die von einer Ursprungszelle stammt, die aufgrund von bestimmten (onkogenen) Mutationen die Fähigkeit erworben hat, sich unabhängig von physiologischen Stimuli zu teilen (immortale Zellen)

Eigenschaften solider Tumoren

Eigenschaften	Gutartige (benigne) Tumoren	Bösartige (maligne Tumoren)
Wachstum	verdrängend	infiltrativ, lokal destruktiv
Wachstumsgeschwindigkeit	langsam	schnell
Lymphgefäß-/Blutgefäßinvasion	nein	ja
Perineuralscheideninvasion	nein	ja
Metastasen	nein	ja

Morphologische Kriterien

Kriterium	Gutartige (benigne) Tumoren	Bösartige (maligne Tumoren)
Kapsel	ja (meist)	nein (meist)
Mitosen	selten	häufig
atypische Mitosen (z. B. tripolar)	nein	ja
Nekrose	selten	häufig
Ähnlichkeit zum Ursprungsgewebe	groß	mit zunehmender Entdifferenzierung abnehmend
Atypie/Dysplasie s.u., 'Merkmale Atypie'	gering	groß
Lymphgefäßinvasion	nein	ja
Blutgefäßinvasion	nein	ja
Perineuralscheideninvasion	nein	ja
Metastasen	nein	ja

Merkmale der Atypie

abnorme Variation der Kerngröße (Anisonukleose/Anisokaryose)
abnorme Variation der Kernform (Anisonukleose/Anisokaryose)
abnorme Variation der Zellgröße
abnorme Variation der Zellform pathologische (zugunsten des Kerns verschobene) Kern-Plasma- Relation
Hyperchromasie der Kerne

© Springer-Verlag GmbH Deutschland, ein Teil von Springer Nature 2019
J. Claus et al., *Kurs Allgemeine Pathologie*, https://doi.org/10.1007/978-3-662-59356-1_10

Epitheliale Tumoren

Einführung Tumoren

bösartige solide Tumoren werden in der Regel nach der TNM-Klassifikation entsprechend ihrer Entität klassifiziert

Abkürzung	Bedeutung
T umor	Primärtumor: Einteilung meist T1-4, je nach Größe, Invasionstiefe und anderen Eigenschaften des Primärtumors Tis: Carcinoma in situ
N ode (Lymphknoten)	Nodalstatus: Gibt es Lymphknotenmetastasen? Einteilung je nach Entität, meist 0-2 oder 3 N0 bedeutet, dass keine Lymphknoten vom Tumor befallen sind. Die Zahl der Lymphknoten wird in Klammern dahinter angegeben. N1, 2 oder 3 steht für zunehmenden Befall der regionären Lymphknoten 'sn' steht für Sentinel = Wächterlymphknoten
M etastasen	Fernmetastasen: Einteilung: 0 oder 1 M0 bedeutet, dass keine Fernmetastasen vorhanden sind. M1: Fernmetastasen vorhanden Die Lokalisation der Fernmetastase soll in Klammern dahinter angegeben werden (z. B. PUL= Lungen, OSS = Knochen, HEP=Leber, LYM= nicht-regionäre Lymphknoten, usw.)

Grading (G)
Grading trifft eine Aussage über den Differenzierungsgrad des Tumors (also über seine Ähnlichkeit zum Ursprungsgewebe, von gut differenziert = dem Ursprungsgewebe ähnlich bis zu G3 = sehr geringe Ähnlichkeit zum Ursprungsgewebe

Abkürzung	Bedeutung
G1	gut differenziert, hochdifferenziert
G2	mäßig differenziert, mittelgradig differenziert
G3	schlecht differenziert, wenig differenziert
(G4)	undifferenziert

**CAVE: Bei einigen Tumorentitäten gibt es zusätzlich ein zwei-stufiges Grading-System:
low grade = gut differenziert; high grade = wenig differenziert, schlecht differenziert**

Fakultative Präskriptoren

Abkürzung	Bedeutung
L ymphgefäßinvasion	L0: kein Lymphgefäßeinbruch L1: mindestens ein Lymphgefäßeinbruch
V eneninvasion	V0: keine Veneninvasion V1: mikroskopisch nachweisbare Veneninvasion V2: makroskopisch sichtbaren Veneninvasion
P erineuralscheideninvasion	Pn0: keine Perineuralscheideninvasion Pn1: Perineuralscheideninvasion

Einführung Tumoren

Resektionsstatus (R)
Aussage darüber, ob Tumor im Gesunden entfernt wurde

R0	Tumor im Gesunden entfernt
R1	Tumorausläufer reichen mikroskopisch sichtbar an den Präparaterand
R2	Tumorausläufer reichen makroskopisch sichtbar an den Präparaterand
Rx	Resektionsstatus nicht sicher bestimmbar (z.B. Tumor in mehreren Gewebestücken)

Präfixe der TNM Klassifikation

c	klinisch klassifiziert
p	pathologisch klassifiziert
y	nach neoadjuvanter Therapie
a	Klassifikation nach Autopsiebefund
r	Rezidivtumor nach krankheitsfreiem Intervall

Beispiel (nach TNM-Klassifikation 8. Auflage 2017):

Kolonkarzinom mit dem Stadium:
G2, pT3, pN1a(1/15), L1, V1, Pn0, pM1 (HEP), R0 bedeutet:

mäßiggradig (mittelgradig) differenziertes Karzinom des Colons mit Invasion bis in die Subserosa, einer Lymphknotenmetastase in 15 untersuchten regionären Lymphknoten, mikroskopisch nachweisbarem Lymphgefäß- und Blutgefäßeinbruch, kein Nachweis eines Perineuralscheideneinbruchs, Lebermetastase(n), Tumor komplett im Gesunden entfernt (einschließlich der Lebermetastase/n)

Benennung einiger epithelialer Tumoren

Ausgangsgewebe	Benigne	Maligne
Plattenepithel	Plattenepithelpapillom	Plattenepithelkarzinom
Urothel	urotheliales Papillom	papilläres Urothelkarzinom
Drüsenepithel	Adenom	Adenokarzinom

Epitheliale Tumoren

Präparat: **Papillom der Mundschleimhaut** (des unverhornten Plattenepithels)
Färbung: *Hämatoxylin - Eosin*

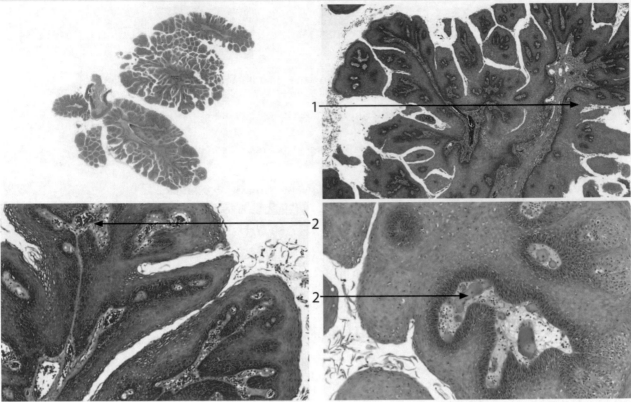

Makroskopie: gestielt oder breitbasig der Basis aufsitzender Tumor mit feinzottiger Oberfläche und blumenkohlartiger/ exophytischer Struktur

Mikroskopie: Gewebe/Organ: Mundschleimhaut
- annähernd normales, etwas hyperplastisches, unverhorntes Plattenepithel[1]
- ohne zelluläre Atypien und mit regelrechter Ausreifung nach oben
- intakte Basalmembran, die einen sich verzweigenden bindegewebigen Kern (gefäßführender Bindegewebsstock[2]) überkleidet
- unter Umständen kann man auch Koilozyten finden (= Epithelzellen mit blasenartiger Transformation, (kleiner dunkler Zellkern, umgeben von hellem Hof) als Hinweis auf HPV-Genese

Ätiologie und Pathogenese: Papillom: benigner Tumor des verhornten und unverhornten Plattenepithels mit exophytischem Wachstum
Low-risk HPV-Infektionen (u.a. HPV-Serotyp: 2, 6, 11, 57) ursächlich in der Entstehung
- im Bereich des Larynx treten beim Erwachsenen gewöhnlich singuläre Plattenepithelpapillome und bei Kindern häufig multiple Papillome (=juvenile laryngeale Papillomatose) auf
- selten multiple Plattenepithelpapillome bei Erwachsenen
- Rezidive sind häufig

Klinische Kurzinfo: Symptome: exophytischer Tumor

Diagnostik: Klinik, Biopsie/Exzision (Diagnosesicherung), Nasenatmungsbehinderung (Nase)

Therapie: Exzision in toto, Laser-, Kryotherapie

Epitheliale Tumoren

Präparat:	**Papilläres Urothelkarzinom (Harnblase)**
Färbung:	*Hämatoxylin - Eosin*

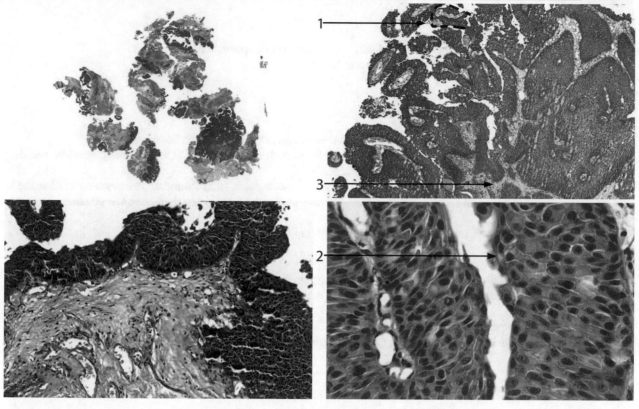

Makroskopie: Zystoskopisch feine weißliche papilläre Formationen in der Harnblase

Mikroskopie: Gewebe/Organ: Urothel (urotheliales transurethrales Resektat der Harnblase (TUR-B)
- papilläre Formationen[1]
- Epithel auf bindegewebigem fingerförmigen und verzweigtem Kern
- atypisches Urothel mit > 8 Zellschichten

Dysplasiezeichen:
- Anisonukleose der Kerne
- zugunsten des Kerns verschobener Kern-Plasma-Relation
- Schichtungsstörung
- fokal Mitosen basal und in Einzelzellen des oberen Drittels[2]
- fokale initiale Invasion in das suburotheliale Bindegewebe[3]

Morphologische Muster der Harnblasentumoren:
- 1. Papillärer Tumor: Papillom, papilläre urotheliale Neoplasie mit niedrig malignem Potential (PUNLMP), nicht-invasives papilläres Karzinom low grade, nicht-invasives papilläres Karzinom high grade, invasives (papilläres) Urothelkarzinom
- 2. Flache urotheliale Läsion: urotheliales Carcinoma in situ, flaches invasives Urothelkarzinom

Epitheliale Tumoren

Präparat:	**Papilläres Urothelkarzinom (Harnblase)**
Färbung:	*Hämatoxylin - Eosin*

Ätiologie und Pathogenese:

Urothel-Karzinom: Tumor des Harntraktepithels
Begünstigung durch:
- im besonders hohem Maße durch Nikotinabusus (Zigarrenrauchen)
- berufliche Exposition (aromatische Amine)
- Medikamente
- Schistosomiasis
- genetisch: Lynch-Syndrom

starke Assoziation einiger genetischer Aberrationen mit histologischen Mustern:
- gain-of-function Mutationen des Fibroblastenwachstums-Rezeptor 3 (FGFR3) mit dem nicht-invasiven papillären Urothelkarzinom low grade
- loss-of-function Mutationen in TP53 und Retinoblastoma-(RB) Tumorsuppressorgenen werden fast immer in den high grade und muskelinvasiv wachsenden neoplastischen Läsionen gesehen

Klinische Kurzinfo:

Symptome: Hämaturie, Pollakisurie, Drangsymptomatik, Dysurie

Diagnostik:

Urinteststreifen, Urinzytologie, Sonographie, Urethrozystoskopie, Ureterorenoskopie, Biopsie oder Gewebeentnahme zur Histologie im Rahmen einer Transuretralen Resektion der Harnblase (TUR-B)

Therapie:

Transurethrale Resektion + intravesikale Chemo-/Immunotherapie (< pT1)
radikale Zystektomie (> pT1), Chemotherapie

Epitheliale Tumoren

Präparat:	**Gestieltes tubuläres Rektumadenom mit leichtgradiger Dysplasie**
Färbung:	**(low grade intraepitheliale Neoplasie)** *Hämatoxylin - Eosin*

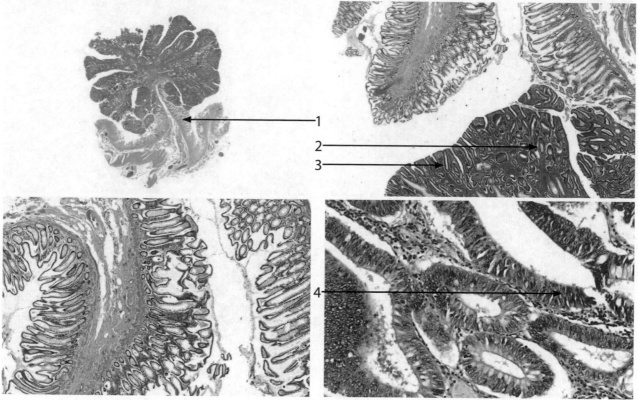

Makroskopie: Koloskopisch flache (sessile), breitbasige polypöse oder gestielte Polypen (Schleimhauterhabenheiten), die sich ins Darmlumen vorwölben

Mikroskopie: Gewebe/Organ: Rektumschleimhaut
- normale Schleimhaut vom kolorektalen Typ[1]
- Architektur: tubulovillös (tubulär[2] = schlauchartig; Villi[3] = fingerförmige Ausstülpungen)
- abrupter Übergang des normalen Kryptenepithels in proliferierendes, dysplastisches Epithel mit vergrößerten, stiftförmig verlängerten, palisadenartigen Kernen mit Nukleolen, Kernhyperchromasie, Mitosen, überwiegend basal gelegene Zellkerne (Polarität erhalten)[4]
- kein invasives Tumorwachstum (kein Einbruch in die Submukosa)
- Proliferationszone beschränkt sich nicht mehr nur auf die Kryptenbasis, sondern dehnt sich bis auf Schleimhautoberfläche aus

Ätiologie und Pathogenese: je nach histologischem Adenomtyp charakteristische genetische Veränderung, die für die Adenomentstehung verantwortlich ist: z.B. bei tubulären Adenomen häufig Mutationen in den Genen APC (adenomatous polyposis coli), KRAS und TP53

Kolon- bzw. Rektumkarzinome entstehen häufig aus adenomatösen Vorstufen in einem mehrstufigen Prozess, der sich als „Adenom-Karzinom-Sequenz" betiteln lässt.

Risikogruppen: genetische Prädispositionen, chronisch entzündliche Darmerkrankungen

Klinische Kurzinfo: Symptome: asymptomatisch (initial), Gewichtsverlust, Blut im Stuhl, Obstipation

Diagnostik: digitale rektale Untersuchung, immunologischer Blut-im-Stuhl-Test (iFOBT), Koloskopie, Sonographie

Therapie: En-bloc-Resektion mit Lymphadenektomie (Colon), tiefe anteriore Rektumresektion + totale mesorektale Exzision (Rektum), Chemotherapie

Epitheliale Tumoren

Präparat: **Prostatakarzinom (Adenokarzinom der Prostata)**
Färbung: *Hämatoxylin - Eosin*

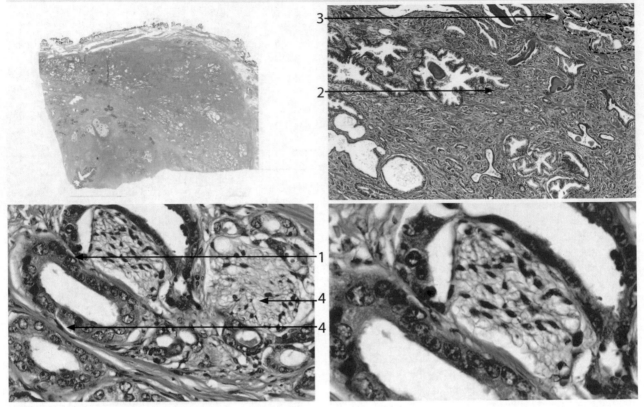

Makroskopie:
- oft multizentrisch, 95% von der peripheren Zone ausgehend und ggf. schon tastbar in der rektalen Untersuchung (holzhart!)
- unscharfes, homogen markig-gelbliches Gewebe, schlecht vom umgebenden Gewebe abgrenzbar

Mikroskopie: Gewebe/Organ: Prostata
- zelluläre Atypien[1] (Nukleolen, Hyperchromasie der Zellkerne, Entrundung der Zellkerne, Verlust der Zellpolarität)
- Verlust der Basalzellschicht[2] (Einreihigkeit)
- ggf. Störung der Drüsenarchitektur (kribriformes Wachstum, Zellen liegen "Rücken-an-Rücken, bei noch schlechterer Differenzierung auch in Strängen oder einzeln)
- sehr variables Differenzierungsmuster: das Spektrum reicht von umschriebenen, gut differenzierten Drüsenverbänden über fusionierende kleinkalibrige Drüsenkomplexe[3], bishin zu solide wachsendem, gering differenzierten Tumorgewebe
- Ausbreitung erst im Parenchym, später Infiltration intraprostatischer Lymphgefäße und Kapselüberschreitung, z.T. Perineuralscheideninvasion[4]

Ätiologie und Pathogenese: Prostatakarzinom: bösartiger Tumor, meist ausgehend von den Epithelien der peripheren Drüsenanteile
- nach Daten des Robert-Koch-Institutes mit 25% die häufigste maligne Neoplasie des Mannes
- 85% in peripherer Zone der Prostata lokalisiert
- Zunahme der Prävalanz mit dem steigenden Lebensalter, Altersgipfel 70. Lebensjahr
- Risikofaktoren: familiäre Disposition, hormonelle Faktoren, fett- und fleischreiche Ernährung

Präparat:	**Prostatakarzinom (Adenokarzinom der Prostata)**
Färbung:	*Hämatoxylin - Eosin*

Klinische Kurzinfo: Symptome: asymptomatisch (initial), Gewichtsverlust, Harnwegsobstruktion, Hämaturie, Knochenschmerz (bei Metastasen)

Diagnostik: digitale rektale Untersuchung (DRU), Prostata-spezifisches Antigen (PSA), transrektale Sonographie (TRUS), MRT (PI-RADS Einteilung), sonographiegesteuerte Prostatastanzbiopsie (Diagnosesicherung)

Therapie: radikale Prostatektomie, Teletherapie, Brachytherapie, Hormontherapie, Active Surveillance
Regelmäßige Früherkennungsuntersuchungen sollen eine Diagnosestellung in Initialstadien begünstigen

Berechnung Gleason Score:
1. Zuordnung je eines Gleasonmusters (Gleason 1 - 5) zu den verschiedenen Wachstumsmustern
2. Für Prostata Stanzbiopsien: das das flächenmäßig größte Gleason-Muster + das schlimmste Gleason-Muster (the most + the worst) = Gleason-Score (Werte zwischen 2 - 10)
3. Für Prostatektomien: das flächenmäßig größte Gleason-Muster + das zweithäufigste Gleason-Muster = Gleason-Score (Werte zwischen 2 - 10)
4. bei einheitlicher Morphologie z.B. Gleason 4 + 4 = 8

Gleason- Einteilung nach histologischem Muster

Gleason Muster	Histologie
Gleason 1	kleine uniforme Drüsen
Gleason 2	Vergrößerte Stromabereiche zwischen den Drüsen
Gleason 3	deutliche Infiltration von Zellen an den Drüsenrändern
Gleason 4	irreguläre große Menge an neoplastischen Zellen, vereinzelt Drüsen
Gleason 5	Fehlen von Drüsen, Zellrasen aus neoplastischen Zellen

Gleason Score

errechneter Score	Bedeutung
2 - 4	gut differenziertes Karzinom
5 - 6	mittel differenziertes Karzinom
7	mittel - schlecht differenziertes Karzinom
8 - 10	schlecht-/entdifferenziertes Karzinom

Graduierung nach WHO

WHO Gruppe	Errechneter Gleason Score
I	1 - 6
II	3 + 4 = 7
III	4 + 3 = 7
IV	8
V	9 - 10

Epitheliale Tumoren

Präparat:	**Basalzellkarzinom (Basaliom) vom solid-nodulären Typ**
Färbung:	*Hämatoxylin - Eosin*

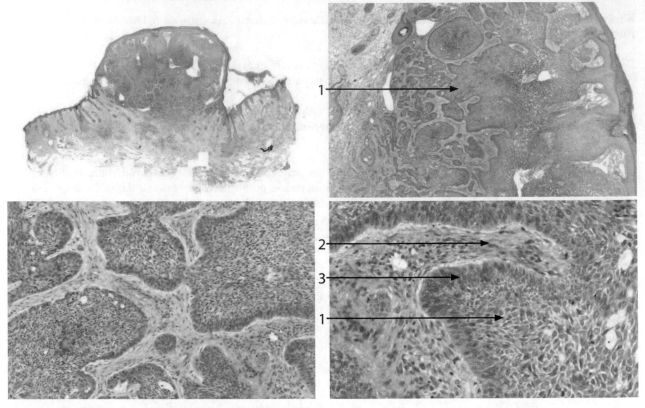

Makroskopie: perlmuttfarbene Hautläsion, evtl. ulzeriert mit perlschnurartigem Randwall, häufig mit Teleangiektasien, selten pigmentiert

Mikroskopie: Gewebe/Organ: Haut
- zentraler Herd aus atypischen Basalzellen mit kernlastiger verschobener Kern-Plasma-Relation[1]
- Hyperchromasie, Anisonukleose, vermehrte Mitosen mit Infiltration der Umgebung (desmoplastische Stromareaktion[2])
- Palisadenstellung der Kerne[3] an der Invasionsfront
- Inseln oder Stränge ovaler basaloider Zellen
- periphere Palisadenstellung zylindrischer Zellen
- peritumorale Spaltbildung
- evtl. entzündliches Begleitinfiltrat

Wachstumsmuster
solid-nodulär (oft mit Ulzeration)
oberflächlich-multizentrisch (Rumpfhaut)
szirrhös oder sklerodermiform (morphea-like)

Ätiologie und Pathogenese: Basalzellkarzinom: häufigster maligner epithelialer Hauttumor mit extrem niedriger Metastasierungsrate (< 0,1 % Metastasen, „semi-maligne"), aber lokal aggressivem und invasivem Wachstum
- Lokalisation: v.a. in sonnenexponierten Arealen, wie Gesicht, Wangen und Nase
- Risikofaktoren: UV-Exposition, sonnenempfindliche Haut, anorganisches Arsen, assoziiert mit Mutationen, die den Hedgehog-Weg aktivieren, Immunsuppression und Erkrankungen mit Aberrationen der DNA-Reparaturgene, nevoides Basalzellkarzinom-Syndrom (Gorlin-Goltz-Syndrom, Auftreten multipler Basalzellkarzinome in Patienten häufig < 20 Jahren)

Klinische Kurzinfo: Symptome: Nodus mit zentraler Atrophie/Ulzeration und perlschnurartigem Randwall mit/ohne Teleangiektasien, in fortgeschrittenen Fällen lokal ausgedehntes Wachstum mit Gewebsdestruktion

Diagnostik: Klinik, Biopsie/Exzision (Diagnosesicherung)

Therapie: Exzision in toto, alternativ Bestrahlung, Laser-, Kryochirurgie, Imiquimod, 5-Fluoruracil

Präparat:	**Lipom**
Färbung:	*Hämatoxylin - Eosin*

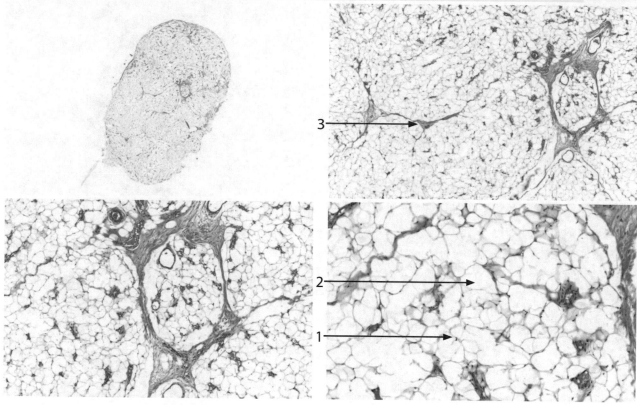

Makroskopie: fettgewebstypische Lobulierung, typische gelbe Farbe (Fett), zarte Bindegewebskapsel

Mikroskopie: Gewebe/Organ: Fettgewebe aus reifen Adipozyten
- Aufbau aus reifen Adipozyten: zarte kondensierte Zellkerne[1] mit kondensiertem, feinen Karyoplasma
- große solitäre Fettvakuolen[2] (univakuolär)
- Fettzellen gleich groß und homogen
- reifes Fettgewebe durchzogen von Septen[3] und umschlossen von einer zarten Kapsel aus Bindegewebe

Ätiologie und Pathogenese: Lipom: benigner Tumor aus ausgereiften monovakuolären Adipozyten
- mit 16% der häufigste mesenchymale Tumor des Menschen
- ca. 50% der solitären Lipome haben einen abnormalen Karyotyp

Klinische Kurzinfo: Symptome: indolente prall-elastische langsam größenprogrediente Schwellung, solitär oder multipel auftretend, häufig oberflächlich subkutan in einem umschriebenen Bereich und bekapselt, gut verschieblich, selten groß oder in der Tiefe (intermuskulär) wachsend

Diagnostik: Klinik, Sonographie (superfizielle Lipome), MRT oder CT (profunde Lipome), Biopsie (Diagnosesicherung)

Therapie: Exzision in toto (symptomatische Lipome) oder watch & wait

CAVE: tief intramuskuläre, intraabdominelle oder retroperitoneale Lipome sind sehr selten und malignitätsverdächtig (atypischer lipomatöser Tumor/hochdifferenziertes Liposarkom)

© Springer-Verlag GmbH Deutschland, ein Teil von Springer Nature 2019
J. Claus et al., *Kurs Allgemeine Pathologie*, https://doi.org/10.1007/978-3-662-59356-1_11

Präparat: Kavernöses Hämangiom der Leber
Färbung: *Hämatoxylin - Eosin*

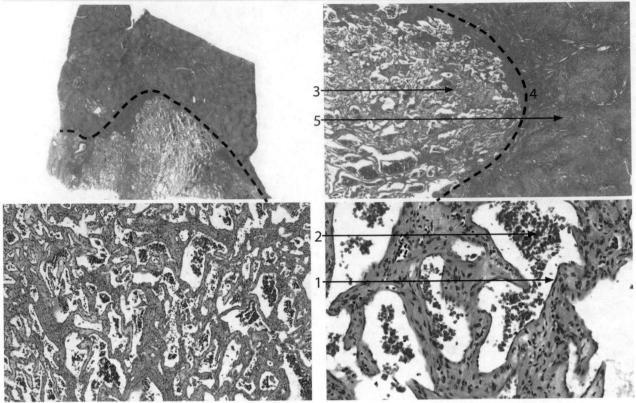

Makroskopie: schwammartige Gebilde (Blutschwamm) mit rötlicher Farbe auf der Haut oder in anderen Organen (vgl. Ätiologie), dunkelbraune Schnittfläche des Hämangioms

Mikroskopie: Gewebe/Organ: Leberparenchym (im Randbereich)
- Aufbau aus dilatierten, endothelial ausgekleideten[1] unterschiedlich großen blutgefüllten Hohlräumen[2] (kavernös[2]: blutgefüllte weite Hohlräume)
- keine Unterscheidung zwischen Arterie und Vene mehr möglich, bindegewebige Septen vorhanden
- Hämangiom[3] scharf abgrenzbar[4] zum Leberparenchym[5] (am Rand)
- einzelne Lymphozyten im Bindegewebe, dazwischen Zellen des peripheren Blutes

Ätiologie und Pathogenese: Hämangiom: gutartiger Tumor aus normalen oder abnormalen Blutgefäßen mit verschiedenen histologischen Subtypen (häufig kapillär, seltener kavernös und epitheloid)
- Vorkommen: v.a. bei Kinder (superfiziell: Kopf-Hals-Bereich, selten parenchymatöse Organe befallen (Leber, Gehirn, Milz)
- häufigster benigner Lebertumor, in allen Altersgruppen, vorwiegend junge Frauen
 Komplikation: Wachstum oder Ruptur während Schwangerschaft

Klinische Kurzinfo: Seltene Syndrome:
- Von Hippel-Lindau Syndrom: kavernöse Hämangiome im Cerebellum, Hirnstamm, Retina, Leber
- Kasabach-Merritt Syndrom: Riesenhämangiome + Disseminierte intravasale Koagulopathie

Symptome: hellrote scharf begrenzte erhabene Gefäßanomalie (superfiziell), meist asymptomatisch, bei Hämangiomen der Leber mit zunehmender Größe z.T. Oberbauchbeschwerden und Blutungen (bei Größe > 5 cm, Ruptur und Blutungsgefahr hoch, Blutungsschock)

Diagnostik: Klinik, Sonographie, MRT oder CT (viszerale und cerebrale Hämangiome), Exzisionsbiopsie

Therapie: Propranolol (im Kindesalter), Kryo-, Lasertherapie oder selten chirurgische Exzision

Präparat: **Leiomyom des Uterus**
Färbung: *Hämatoxylin - Eosin*

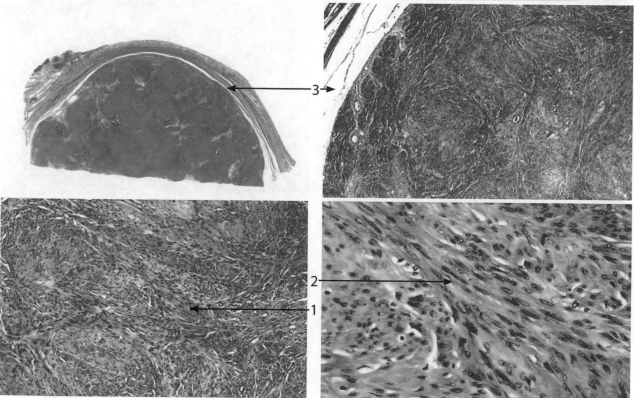

Makroskopie: scharf begrenzte, umschriebene Knoten (häufig mehrere), Schnittfläche grau-weiss mit wirbeligen Faser-
zügen, ggf. Einblutungen, Verkalkungen (Regressionszone)

Mikroskopie: Gewebe/Organ: Uterusmuskulatur im Randbereich
- geflechtartige Bündel aus glatter Muskulatur[1] (im 90°-Winkel vernetzt angeordnet)
- Zellen mit zigarrenförmigen Kernen[2], ähneln normalen Leiomyozyten, keine höhergradigen
  Zellatypien, keine oder nur einzelne Mitosen, keine atypischen Mitosen
- webspindelartige Zellen
- Kollagenfaserhaltiges Stroma
- fokal Hämorrhagien oder Kalzifikation möglich
- Übergang zum Tumor → Spalt[3] (Retraktionsartefakt, häufig), glatte Begrenzung zur Umgebung

Ätiologie und Leiomyom: benigner Tumor der glatten Muskelzellen des Uterus mit Östrogen- und Progesteron-
Pathogenese: abhängigem Wachstum
- etwa 40% der Leiomyome: Rearrangements des HMGA-Locus, häufig MED12 Mutationen,
  c-MYC-Proto-Onkogen-Überexpression (ca. 50% der Fälle)
- seltenen hereditäre Leiomyomatose mit Nierenzellkarzinom (HLRCC) durch autosomal dominante
  Keimbahnmutation des Fumarathydratase-Gens

Klinische Klassifikation erfolgt je nach Lokalisation des Tumors
Kurzinfo: - Lagemöglichkeiten: intramuskulär, submukös (ggf. mit intrakavitärem Polyp), subserös
  (ggf. gestielter Polyp mit Möglichkeit der Stieldrehung und Infarzierung)

Symptome: Asymptomatisch oder Hypermenorrhoe, Dysmenorrhoe, Unterbauchschmerzen

Diagnostik: bimanuelle Tastuntersuchung, Sonographie, Hysteroskopie

Therapie: watch and wait, Ulipristalacetat, Myomenukleation, Myomembolisation, Hysterektomie
Einteilung nach der International Federation of Gynecology and Obstetrics

Präparat: **Leiomyosarkom**
Färbung: *Hämatoxylin - Eosin*

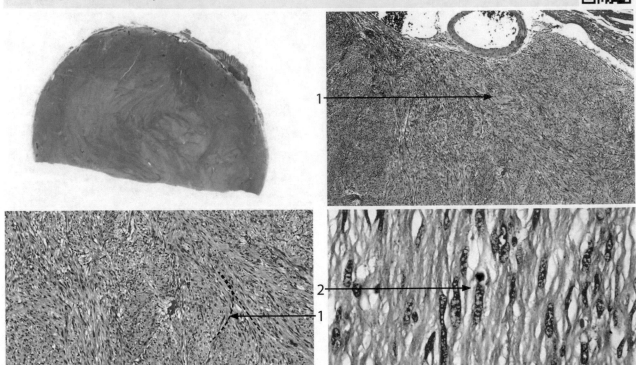

Makroskopie: gelbliches Tumorgewebe ggf. mit Nekrosen und Blutungen, teils nicht von einem Leiomyom zu unterscheiden

Mikroskopie: Gewebe/Organ: Uterusmuskulatur
- glatte Muskelzellen mit atypischen Kernen und atypischen Mitosen
- geflechtartiger Aufbau, im 90° Winkel[1] vernetzte glatte Muskelfasern wie bei Leiomyomen (typisch für glatte Muskulatur)

Malignitätszeichen:
- Mitosen
- Zellen mit zigarrenförmigen Kernen[2] mit Atypien (z.B. Hyperchromasie, mit prominenten Nukleolen, veränderte Chromatinstruktur, größere Kerne)
- Kern-Plasma-Relation kann diskret zugunsten des Kerns verschoben sein
- zusätzlich möglich: Gefäßinvasionen, Nekrosen (fehlen in unserem Präparat)

Ätiologie und Pathogenese: Leiomyosarkom: maligner Tumor der glatten Muskulatur
- Lokalisation: Retroperitoneum (kleines Becken), größere Blutgefäße (V. cava inferior, große Venen der unteren Extremität, etc.), andere Lokalisationen (Myometrium, etc.)
- Entstehung aus Vorläuferzellen des uterinen Stromas oder Myometriums und nicht Leiomyomen, somit Entstehung de novo und eher nicht aus Leiomyomen
- im Gegensatz zu Leiomyomen besitzen Leiomyosarkome komplexe Karyotypen, häufig Deletionen

Klinische Kurzinfo: Symptome: Gewichtsverlust, je nach Lokalisation Blutung und Schwellung

Diagnostik: Sonographie, CT, MRT, Biopsie/Exzisionsbiopsie (Diagnosesicherung)
Einteilung nach der International Federation of Gynecology and Obstetrics

Therapie: Exzision in toto, schlechte Ansprache auf Radio- und Chemotherapie

Präparat: **Melanozytärer Naevus vom Compoundtyp (Nävuszellnävus)**
Färbung: *Hämatoxylin - Eosin*

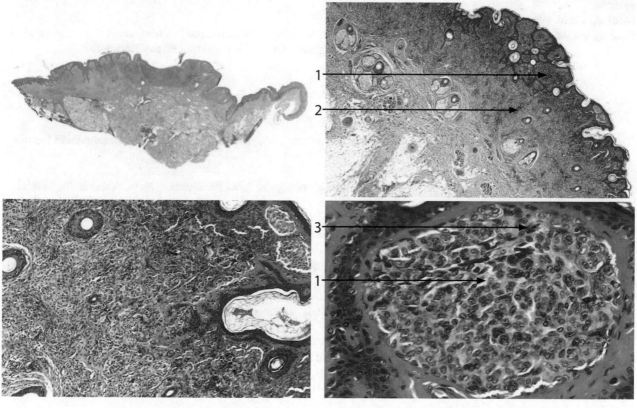

Makroskopie: braun/schwarze Flecken mit zerklüfteter Oberfläche, auch wulstig, seltener > 5 mm Durchmesser, teilweise behaart (Hypertrichose), später Reifung und Ausdehnung in die Tiefe, teilw. bindegewebige oder lipomatöse Umwandlung (Pigmentverlust und Konsistenzabnahme)

Mikroskopie: Einteilung:
- Junktionsnävi: Nävuszellen nur an Junktionszone zwischen Epidermis und Dermis)
- Compoundnävi: Nävuszellen an Junktionszone und intradermal)
- Dermale Nävi: Nävuszellen finden sich nur intradermal, seltener auch unpigmentiert)

Gewebe/Organ: Hautgewebe
- Nävuszellen liegen herdförmig an Junktionszone der Haut und intradermal
- nesterförmiges Wachstum[1] mit symmetrische Verteilung der Zellnester
- vorwiegend intradermale Lokalisation[2]
- ‚reift nach unten aus', d. h. die Zellen werden nach unten kleiner (Seneszenz, Kerngröße entspricht ungefähr Lymphozytenkernen)
- relativ homogene/monomorphe Zellen, in oberen Schichten mit reichlich eosinophilem Zytoplasma mit relativ großem Kern und prominentem Nukleolus
- gut erkennbarer Plasmasaum (Kern-Plasma-Relation nicht zugunsten des Kerns verschoben)
- kaum Mitosen, v.a. keine Mitosen an der Basis, keine atypischen Mitosen
- Melaninpigment[3]

Präparat:	**Melanozytärer Naevus vom Compoundtyp (Nävuszellnävus)**
Färbung:	*Hämatoxylin - Eosin*

Ätiologie und Pathogenese:

Synonym: Pigmentnaevus

ein Nävus ist eine benigne kongenitale oder erworbene umschriebene Proliferationen mit melanozytärer Differenzierung der Haut/Schleimhaut. Melanozyten sind neuroektodermaler Herkunft

Junktionaler Nävus:
- zeigt melanozytäre Zellnester an Junktionszone innerhalb der Epidermis

Compound-Nävus:
- bei Abtropfung proliferativ-aktiver Melanozyten finden sich Zellnester in Junktionszone und Dermis

Dermaler Nävus:
- im Verlauf melanozytäre Zellen in der Dermis, später keine Proliferation mehr, verlieren Pigmentbildungsfähigkeit

Klinische Kurzinfo:

Nävi sind echte Neoplasien: viele besitzen erworbene Mutationen mit Aktivierung des Ras-Signalwegs

Symptome: meist regelmäßige und scharf begrenzte Hautveränderungen

Diagnostik:

Dermatoskopie, Biopsie/Exzisionsbiopsie (Diagnosesicherung)
- wichtig in der Praxis: Abgrenzung der benignen melanozytären Nävi zum malignen Melanom

Therapie:

Kontrolle, Exzision in toto (bei Verdacht auf Malignität oder Patientenwunsch)

A.	Arterie
A. carot. ext.	Arteria carotis externa
Aa.	Arterien
ABI	Ancle brachial index (Knöchel-Arm-Index)
ACS	Akutes Koronarsyndrom
ALT	Alanin-Amino-Transferase
ATIII	Antithrombin III
BM	Basalmembran
BNP	B-type natriuretic peptid (Hormon, das bei Herzinsuffizienz ausgeschüttet wird)
BPH	benigne Prostathyperplasie
CAVE	Vorsicht
CDC	Center of Disease Control
CIN	Zervikale intraepitheliale Neoplasie
CIS	Carcinoma in situ
CMV	Cytomegalievirus
COPD	chronisch obstruktive Lungenerkrankung
CT	Computertomographie
d	Tag
DAD	diffuser Alveolarschaden (diffuse alveolar damage)
DIC	disseminierte intravasale Gerinnung
EKG	Elektrokardiogramm
Erkr.	Erkrankung
FAE	Follikel-assoziiertes Epithel
GALT	Darm-assoziiertes lymphatisches Gewebe
GFR	Glomeruläre Filtrationsrate
GIT	gastrointestinaler Trakt
Gl.	Glandula
h	Stunde
H, pylori	Helicobacter pylori
HE	Hämatoxylin Eosin – Färbung (Standardfärbung in der Pathologie)
HPV	Humanes Papillomavirus
HSV	Herpes simplex Virus
ICS	inhaled corticosteroids (inhalative Corticosteroide)
i.d.R	in der Regel
INR	International Normalized Ratio
Kh	Kohlenhydrate
LABA	long acting beta agonists (lang wirksame beta-Agonisten)
LAE	Lungen(arterienthromb)embolie
LE	Lungenembolie
LMM	Lamina muscularis mucosae
MALT	Mukosa-assoziiertes lymphatisches Gewebe
NSTEMI	Nicht-ST-Hebungs Herzinfarkt
NYHA	New York Heart Association
NSAR	Nicht-steroidale Anti-rheumatika
PAP	Färbung nach Papanicolaou
PAS	Periodic Acidic Schiff-Färbung (Färbung zur Darstellung von Glykogen: violett, Pilzen)
pAVK	periphere arterielle Verschlusskrankheit
PcP	Pneumocystis jirovecii Pneumonie
PCR	Polymerase chain reaction (Verfahren zur Amplifikation von DNA)
qSOFA	quick Sequential Organ Failure Assessment (Schnell-Score für Sepsis-Beurteilung)
Rheum.	Rheumatisch/e
s.o.	siehe oben
SABA	short acting beta agonists (kurz wirksame beta-Agonisten)
SM	Submucosa
SOFA	Sequential Organ Failure Assessment (Score für Sepsisbeurteilung)
TM	Tunica muscularis
TRUS	Trans-rektale Sonographie

© Springer-Verlag GmbH Deutschland, ein Teil von Springer Nature 2019
J. Claus et al., *Kurs Allgemeine Pathologie*, https://doi.org/10.1007/978-3-662-59356-1

TUR	Transurethrale Resektion
TVT	Tiefe Beinvenenthrombose
V.	Vena
VitB12	Vitamin B12
VZV	Varizella Virus
WHO	World Health Organization
Z. n.	Zustand nach

Literaturverzeichnis

Abrams P. LUTS, BPH, BPE, BPO: A Plea for the Logical Use of Correct Terms. Rev Urol. 1999;1(2):65.

Bankl H, Bankl HC. Pathologisch-Morphologische Diagnostik: Angewandte pathologische Anatomie für die Praxis. Berlin, Heidelberg: Springer; 1999.

Böcker W, Denk H, Heitz PU, Höfler G, Kreipe HH, Moch H (Hrsg). Pathologie. 5.ed. München: Elsevier Urban & Fischer; 2012.

Bosman FT, Carneiro F, Hruban RH, Theise Neil D (Hrsg). WHO classification of tumours of the digestive system. 4.ed. Lyon: IARC; 2010.

Fletcher CDM, Bridge JA, Hogendoorn PCM, Mertens F (Hrsg). WHO Classification of Tumours of Soft Tissue and Bone. 4.ed. Lyon: IARC; 2013.

Centers for Disease Control and Prevention. AIDS-Defining Conditions. https://www.cdc.gov/mmwr/preview/mmwrhtml/rr5710a2.htm. Letzter Zugriff 15.08.2019.

Chen N, Zhou Q. The evolving Gleason grading system. Chin J Cancer Res. 2016;28(1):58-64.

Churg A, Thurlbeck WM. Thurlbeck's pathology of the lung. 3.ed. New York: Thieme; 2005.

Dalhoff K, Abele-Horn M, Andreas S, et al. Epidemiologie, Diagnostik und Therapie erwachsener Patienten mit nosokomialer Pneumonie – Update 2017. Pneumologie. 2018;72(1):15-63.

Deutschen Gesellschaft für Angiologie – Gesellschaft für Gefäßmedizin e. V. S3-Leitlinie zur Diagnostik, Therapie und Nachsorge der peripheren arteriellen Verschlusskrankheit (PAVK) - Pocketleitlinie PAVK. 2016. https://www.dga-gefaessmedizin.de/uploads/media/Pocketleitlinie_PAVK_2017__Internet_.pdf. Letzter Zugriff 15.08.2019.

Deutschen Gesellschaft für Angiologie – Gesellschaft für Gefäßmedizin e. V. S2k-Leitlinie zur Diagnostik und Therapie der Venenthrombose und der Lungenembolie - Pocketleitlinie Thrombose. 2017. https://www.awmf.org/uploads/tx_szleitlinien/065-002k_S2k_VTE_Venenthrombose-Lungenembolie_2017-04.pdf. Letzter Zugriff 15.08.2019.

DGZMK. Stellungnahme der DGZMK „Orale Leukoplakie/Erythroplakie". 2007. https://www.dgzmk.de/uploads/ tx_szdgzmkdocuments/Orale_LeukoplakieErythroplakie.pdf. Letzter Zugriff 15.08.2019.

Engelmann L, Schmitt DV. „Tarragona-Strategie" – adäquate Antibiotikatherapie auf der Intensivstation. Medizinische Klinik - Intensivmedizin und Notfallmedizin. 2014;109(3):156-161.

Epstein JI, Egevad L, Amin MB, Delahunt B, Srigley JR, Humphrey PA. The 2014 International Society of Urological Pathology (ISUP) Consensus Conference on Gleason Grading of Prostatic Carcinoma: Definition of Grading Patterns and Proposal for a New Grading System. Am J Surg Pathol. 2016;40(2):244-252.

Ewig S, Höffken G, Kern WV, et al. Behandlung von erwachsenen Patienten mit ambulant erworbener Pneumonie und Prävention - Update 2016. Pneumologie. 2016;70(3):151-200.

Fischbach W, Malfertheiner P, Lynen Jansen P, et al. S2k-Leitlinie Helicobacter pylori und gastroduodenale Ulkuskrankheit. Z Gastroenterol. 2016;54(4):1.

Gorman EW, Perkel D, Dennis D, Yates J, Heidel RE, Wortham D. Validation Of The HAS-BLED Tool In Atrial Fibrillation Patients Receiving Rivaroxaban. J Atr Fibrillation. 2016;9(2); doi:10.4022/jafib.1461.

Gorter RR, Eker HH, Gorter-Stam MAW, et al. Diagnosis and management of acute appendicitis. EAES consensus development conference 2015. Surg Endosc. 2016;30(11):4668-4690.

Greenson J (Hrsg). Diagnostic pathology. 2.ed. Philadelphia, PA: Elsevier; 2016.

Ibanez B, James S, Agewall S, et al. 2017 ESC Guidelines for the management of acute myocardial infarction in patients presenting with ST-segment elevation: The Task Force for the management of acute myocardial infarction in patients presenting with ST-segment elevation of the European Society of Cardiology (ESC). Eur Heart J. 2018;39(2):119-177.

© Springer-Verlag GmbH Deutschland, ein Teil von Springer Nature 2019
J. Claus et al., *Kurs Allgemeine Pathologie*, https://doi.org/10.1007/978-3-662-59356-1

Institut für Pathologie Basel. Histopathologie-Kurs-Basel. https://alf3.urz.unibas.ch/hipaku/stud/start.cfm. Letzter Zugriff 15.08.2019.

Katzenstein A-LA, Askin FB. Katzenstein and Askin's surgical pathology of non-neoplastic lung disease. 4. ed. Philadelphia, Pa.: Saunders Elsevier; 2006.

Kirchhof P, Benussi S, Kotecha D, et al. 2016 ESC Guidelines for the management of atrial fibrillation developed in collaboration with EACTS. Eur J Cardiothorac Surg. 2016;50(5):e1-e88.

Klein M, Bühler R, Eiffert H, et al. Ambulant erworbene bakterielle (eitrige) Meningoenzephalitis im Erwachsenenalter. Akt Neurol. 2016;43(06):358-368.

Koop H, Fuchs KH, Labenz J, et al. S2k-Leitlinie: Gastroösophageale Refluxkrankkheit unter Federführung der Deutschen Gesellschaft für Gastroenterologie, Verdauungs- und Stoffwechselkrankheiten (DGVS):AWMF Register Nr. 021-013. Z Gastroenterol. 2014;52(11):1299-1346.

Kumar V, Abbas AK, Aster JC. Robbins and Cotran pathologic basis of disease. 9.ed. Philadelphia, PA: Elsevier Saunders; 2015.

Lawall H, Debus S, Huppert P, Kopp I, Rümenapf G, Tacke J, Schulte KL. S3-Leitlinie zur Diagnostik, Therapie und Nachsorge der peripheren arteriellen Verschlusskrankheit: AW MF-Registernummer: 065-003. 2015. https://www.awmf.org/uploads/tx_szleitlinien/065-003m_S3_PAVK_periphere_arterielle_Verschlusskrank-heitfinal-2015-11.pdf. Letzter Zugriff 15.08.2019.

Moch H, Humphrey PA, Ulbright TM, Reuter VE (Hrsg). WHO classification of tumours of the urinary system and male genital organs. Lyon: IARC Press; 2016.

Montgomery EA, Yantiss RK, Snover DC, Tang LH. Tumors of the intestines. AFIP atlas of tumor pathology Series 4, 26. Washington, DC: American Registry of Pathology Armed Forces Inst. of Pathology (AFIP); 2017.

National Institute of Neurological Disorders and Stroke. NIH Stroke Scale. https://www.ninds.nih.gov/Disorders/Patient-Caregiver-Education/Preventing-Stroke/Stroke-Scales-and-Related-Information. Letzter Zugriff 15.08.2019.

National Kidney Foundation. 01-10-7278_HBG_CKD_Stages_Flyer3. https://www.kidney.org/sites/default/files/ 01-10-7278_HBG_CKD_Stages_Flyer3.pdf. Letzter Zugriff 15.08.2019.

National Kidney Foundation. Stages of Chronic Kidney Disease. https://www.kidney.org/professionals/explore-your-knowledge/how-to-classify-ckd. Letzter Zugriff 15.08.2019.

Ness T, Bley TA, Schmidt WA, Lamprecht P. The diagnosis and treatment of giant cell arteritis. Dtsch Arztebl Int. 2013;110(21):376-385.

New York Heart Association. Classes of Heart Failure. https://www.heart.org/en/health-topics/heart-failure/ what-is-heart-failure/classes-of-heart-failure. Letzter Zugriff 15.08.2019.

Noffsinger A, Fenoglio-Preiser C, Maru D, Gilinsky N. Gastrointestinal diseases. Atlas of nontumor pathology Series 1; Fasc. 5. Washington, DC: American Registry of Pathology; 2007.

Onkologie L. S3-Leitlinie Harnblasenkarzinom. https://www.leitlinienprogramm-onkologie.de/fileadmin/ user_upload/Downloads/Leitlinien/Blasenkarzinom/LL_Harnblasenkarzinom_Langversion_1.1.pdf. Letzter Zugriff 15.08.2019.

Onkologie L. S3-Leitlinie Kolorektales Karzinom. https://www.leitlinienprogramm-onkologie.de/fileadmin/ user_upload/Downloads/Leitlinien/Kolorektales_Karzinom/Version_2/LL_KRK_Langversion_2.1.pdf. Letzter Zugriff 15.08.2019.

Onkologie L. S3-Leitlinie Ösophaguskarzinom. https://www.awmf.org/uploads/tx_szleitlinien/KF_021-023OLl_Oesophagus_2018-10.pdf. Letzter Zugriff 15.08.2019.

Onkologie L. S3-Leitlinie Prävention des Zervixkarzinoms. https://www.leitlinienprogramm-onkologie.de/ fileadmin/ user_upload/Downloads/Leitlinien/Zervixkarzinom_Praevention/LL_Pr%C3%A4vention_des_Zervix-karzinoms_ Langversion_1.0.pdf. Letzter Zugriff 15.08.2019.

Pisters R, Lane DA, Nieuwlaat R, Vos CB de, Crijns HJGM, Lip GYH. A novel user-friendly score (HAS-BLED) to assess 1-year risk of major bleeding in patients with atrial fibrillation: the Euro Heart Survey. Chest. 2010;138(5):1093-1100.

Programm für Nationale VorsorgungsLeitlinien. NVL Asthma – Langfassung, 3.ed. [Version 1, AWMF-Register-Nr.: nvl-002]. doi:10.6101/AZQ/000400.

Riede U-N, Werner M. Allgemeine und Spezielle Pathologie. Berlin, Heidelberg: Springer Berlin Heidelberg; 2017.

Sipe JD, Benson MD, Buxbaum JN, et al. Amyloid fibril proteins and amyloidosis: chemical identification and clinical classification International Society of Amyloidosis 2016 Nomenclature Guidelines. Amyloid. 2016;23(4):209-213.

Snaith ML, Coomes EN. Gout with normal serum urate concentration. Br Med J. 1977;1(6062):685-686.

Thomas C. Makropathologie: Lehrbuch und Atlas zur Befunderhebung und Differenzialdiagnostik. 9.ed. Stuttgart, New York: Schattauer; 2003.

Thomas C, Büttner R (Hrsg). Histopathologie kompakt: Kursbuch der allgemeinen und speziellen Histopathologie. Stuttgart: Schattauer; 2004.

Thygesen K, Alpert JS, Jaffe AS, Simoons ML, Chaitman BR, White HD. Third universal definition of myocardial infarction. Glob Heart. 2012;7(4):275-295.

Trauzeddel R, Neudorf U. Leitlinie Pädiatrische Kardiologie: Rheumatisches Fieber - Poststreptokokkenarthritis. http:// www.kinderkardiologie.org/fileadmin/user_upload/Leitlinien/21%20LL%20Rheumatisches%20Fieber%20-%20Post-streptokokkenarthritis.pdf. Letzter Zugriff 15.08.2019.

Travis WD, Brambilla E, Burke AP, Marx A, Nicholson AG (Hrsg). WHO classification of tumours of lung, pleura, thymus and heart. 4. ed. Lyon: IARC Press; 2015.

Wells PS, Ginsberg JS, Anderson DR, et al. Use of a clinical model for safe management of patients with suspected pulmonary embolism. Ann Intern Med. 1998;129(12):997-1005.

Wells P, Hirsh J, Anderson D, et al. Accuracy of clinical assessment of deep-vein thrombosis. The Lancet. 1995;345(8961):1326-1330.

Welsch U, Deller T. Sobotta Lehrbuch Histologie. 3.ed. Urban Fischer Verlag; 2011.

Wöckel A, Kreienberg R. Interdisziplinäre S3-Leitlinie „Früherkennung, Diagnostik, Therapie und Nachsorge des Mammakarzinoms". Gynäkologe. 2018;51(7):510-513.

Printed in the United States
By Bookmasters